*Wege
der Trauer*

Markus Pletz

Wege der Trauer

Gerstenberg Verlag

Dieses Buch widme ich allen,
die mir bei diesem Projekt
ihr Vertrauen geschenkt haben.

»Schweigen zu müssen bedeutet, den Toten ein zweites Mal sterben zu lassen«
Vorwort von Markus Pletz Seite 7

»Say welcome to whatever happens next«
Joanna Jones-Rossouw Seite 8

»Man findet keine Antwort«
Roman Hollinger Seite 22

»Start 11:00 Uhr – keine Landung«
Traudel A. Seite 32

»Tod und Lachen müssen sich nicht ausschließen«
Ulla Engelhardt Seite 44

»Ich bin der Hüter dieser Erinnerung«
Steffen Brammer Seite 60

»Als hielte er meine Hand«
Ingeborg Frick Seite 72

»Und wozu?«
Achim Gaul Seite 84

»Es war schön, so geliebt zu werden, das erlebt man selten«
Brigitte Zander Seite 94

»Bei allem, was jetzt an Schönem passiert – ein Stück Trauer wird mich immer begleiten«
Andrea D. Seite 108

»Mal sehen, was das Leben noch für mich bereit hält«
Walter Zimmermann Seite 124

»Ich könnte schreien, ich will ihn zurück«
Ingrid Gosing Seite 134

»Aus Liebe wird Mut gemacht«
Kerstin Sieverdingbeck Seite 144

»Schweigen zu müssen bedeutet,
den Toten ein zweites Mal
sterben zu lassen«

Markus Pletz

Trauer ist – genau wie die Liebe – ein Gefühl, das gelebt werden will und muss. Wege der Trauer zu gehen, bedeutet körperliche Schwerstarbeit und erfordert Zeit und Kraft. Es braucht Kraft, sich nicht durch ein von außen auferlegtes Zeitdiktat in den Alltag zurückdrängen zu lassen, sondern sich in seine eigene Geschwindigkeit hineinzufühlen und ihr zu folgen. Menschen, die ihren Partner verloren haben, empfinden die Gesellschaft als trauerfeindlich und fühlen sich mit der Forderung, schon nach kurzer Zeit wieder zur Tagesordnung überzugehen, überfordert. Verwitweten macht es Angst, im Zusammensein mit Familie, Freunden, Kollegen nicht mehr von der eigenen Verwundung und den Erinnerungen an den Partner erzählen zu dürfen, weil andere sich überfordert oder gelangweilt fühlen könnten. Erinnerung ist wichtig, denn gegen das Erinnern ist selbst der Tod machtlos. Schweigen zu müssen bedeutet, den Toten ein zweites Mal sterben zu lassen. Deswegen ist es wichtig, den Mut zu haben, die eigene Trauer zu leben, auch gegen gesellschaftliche Konventionen.

In diesem Buch sind Momentaufnahmen aus dem Leben Trauernder festgehalten – in Wort und Bild: Ähnlich wie bei einer Blitzlichtaufnahme, bei der man in einen dunklen Raum hinein fotografiert, ist manches klar zu erkennen, einiges liegt im Halbschatten und anderes bleibt im Dunkeln. So jedenfalls empfinde ich die Gespräche und die Fotografien. Es sollten keine Inszenierungen werden, alles sollte sich von allein entwickeln. Mir ging es nicht darum, ein möglichst genaues Bild von Trauer im Allgemeinen, sondern viele individuelle Bilder zu zeigen.

Die Bedeutung der Trauer und die Notwendigkeit, dieses Gefühl zu leben, wurden mir erst in den Gesprächen richtig deutlich. Erinnern als Trauerarbeit zu betrachten und damit kreativ umzugehen, das war für mich neu. Zu Beginn der Arbeit an diesem Buch dachte ich immer wieder, dass meine Idee nicht umzusetzen sei. Ich glaubte, niemand würde sich auf so ein Projekt einlassen, da es einfach zu persönlich ist. Doch entgegen meinen Erwartungen brachten mir meine Gesprächspartner großes Vertrauen entgegen. Für die Ehrlichkeit und die Offenheit, mit der sie mich in ihre Landschaften der Trauer mitnahmen, bin ich dankbar. Am Ende war ich der Beschenkte, denn durch die Gespräche nehme ich Trauer anders wahr und habe erkannt, dass gerade die Trauer den Trauernden ins Lebens zurückführt.

»Say welcome
to whatever happens next«

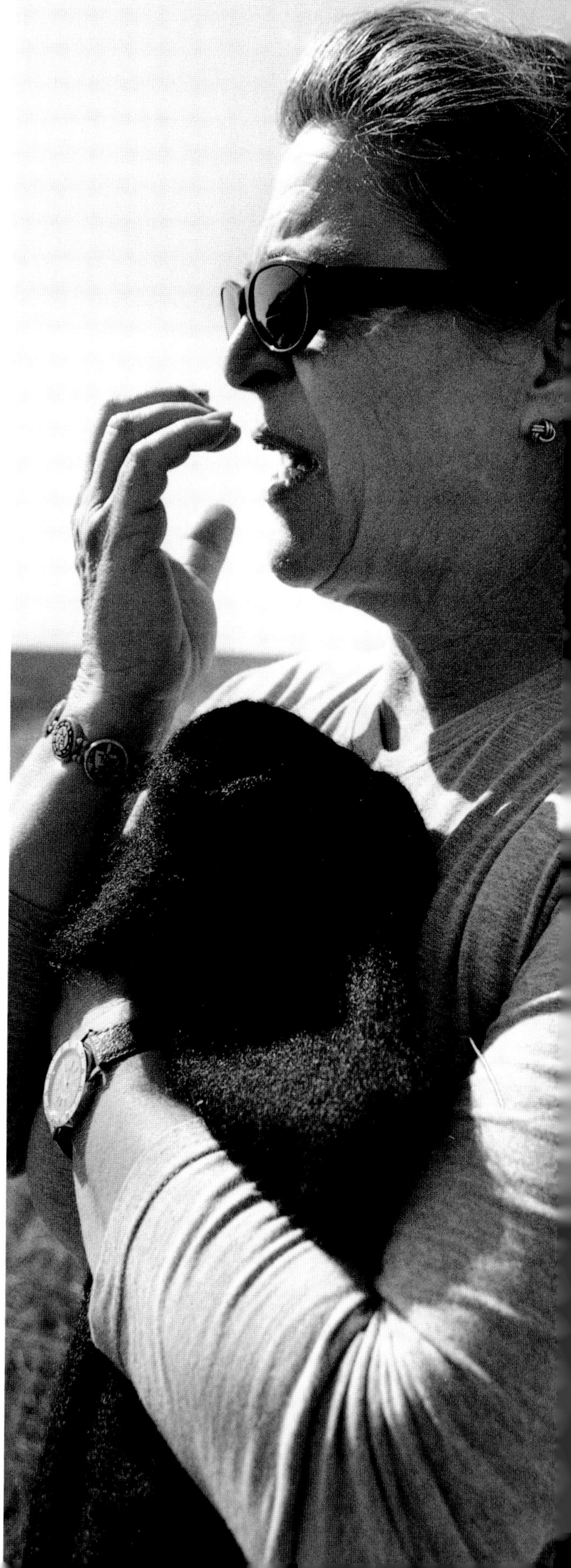

Joanna Jones-Rossouw, 56, ist Malerin und lebt in Dover. Ihr Ehemann Dawid Johannes Rossouw starb am 30. Januar 2002 an einer Leberzirrhose. Vor unserem Treffen war Joanna Jones-Rossouw in Südafrika, der Heimat ihres verstorbenen Mannes, um dort gemeinsam mit Dawid Johannes Rossouws Familie einen Teil seiner Asche dem Meer zu übergeben. Den verbleibenden Teil möchte Joanna Jones-Rossouw in Dover, wo sie mit ihrem Mann gelebt hat, dem Wasser überlassen. Johanns Mutter habe sie für ihren verlorenen Sohn als Tochter in die Familie aufgenommen, berichtet mir Joanna Jones-Rossouw. Sie freut sich darüber sehr. Bei meiner Ankunft in Dover scheint die Sonne. Das gute Wetter bleibt auch an den folgenden drei Tagen unverändert. Wir betreten das Haus durch eine kleine Tür, steigen eine hohe Treppe hinauf und stehen plötzlich in großen, weiten Räumen. Es scheint, als schwebten alle Gegenstände über dem Boden. Um alles kann man herumgehen, in alles hineinschauen, überall hindurchsehen. Joanna Jones-Rossouw liebt große Wohnungen und Antiquitäten. Das Haus spiegelt die Verschmelzung seiner beiden Bewohner wider. Es sei gestalterisch wie ein Einklang, sagt Joanna Jones-Rossouw und zeigt mir die Räumlichkeiten, in denen Johann und sie Modernes mit Antikem kombiniert haben. Ein Resultat aller Dinge, die sie zusammengetragen haben. In jedem Winkel, jedem Detail sind Joanna Jones-Rossouw und Dawid Johannes Rossouw zu spüren.

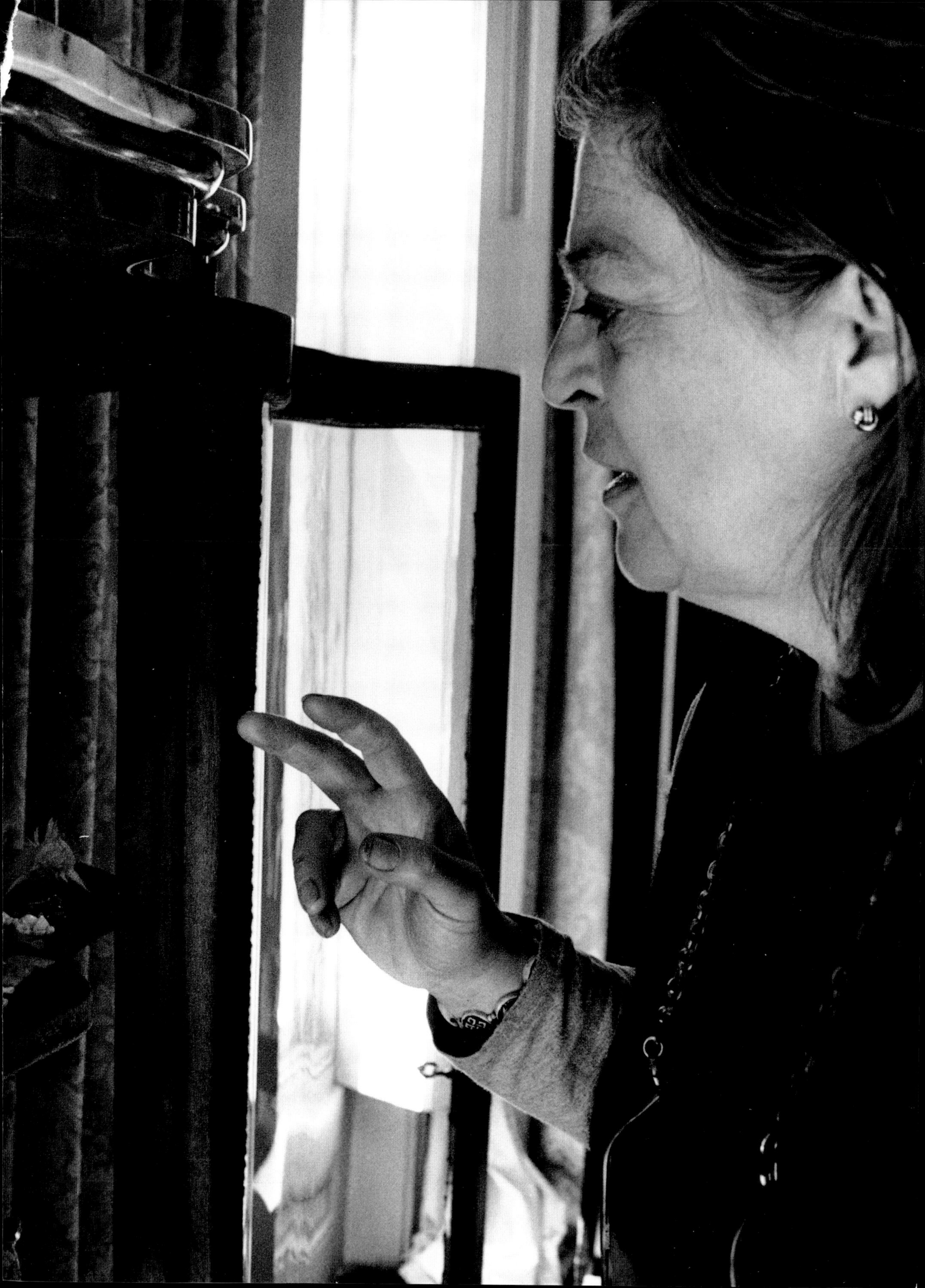

13. April 2002

Du kommst gerade aus Südafrika zurück. Wie ist es für dich, wieder hier zu sein?

Johann und ich haben dieses Haus und diesen Garten gemeinsam gestaltet. Das war für uns wie ein Kind. Ich spüre Johann hier überall und in allem, was wächst. Die Blumen wachsen toll in diesem Jahr. Bald muss ich aber zu dem Punkt kommen, an dem ich mir mein Alleinsein, diese neue Zeit, wirklich bewusst mache. Nur durch dieses Bewusstmachen kann ich zu einer neuen Stufe kommen. Ich zitiere oft den Satz von John Cage: Say welcome to whatever happens next. Das sage ich mir in der Hoffnung, dass sich irgendetwas ergeben wird, das mir zeigt, warum ich noch lebe. Eigentlich bin ich ein sehr optimistischer Mensch.

Welche Gedanken und Gefühle bewegen dich, wenn du an die Zukunft denkst?

Ich freue mich auch in diesem neuen Leben. Aber die Schwierigkeit ist, ich muss diese Freude jetzt selbst produzieren und kann nicht versuchen, sie in der Beziehung zu finden. Wenn ich irgendwann den Sinn finde, warum ich noch in dieser Welt weiterlebe, wird das für mich eine Befreiung sein. Das weiß ich. Da ist noch sehr viel, was ich tun kann, die Frage ist nur: Was will ich tun?

Lebt Johann in dir weiter?

Was man die ganzen Jahre lang so geliebt hat am anderen, und was so gut für einen selbst war, das nimmt man in seine Persönlichkeit auf. Das adaptiert man. Man verinnerlicht den anderen dadurch. Zwei Menschen werden in der Liebe zu einem. Und nach dem Tod des Partners trägt man dies weiter in sich.

Spielt Ewigkeit für dich eine Rolle?

Drei Tage nach seinem Tod kam Johann im Traum zu mir. Er gab mir einen Schlüssel, einen »Schlüssel des Lebens«, der mir das Tor zu einem neuen Weg öffnen sollte. So deute ich diesen Traum jedenfalls. Als ich Johann zum zweiten Mal in ganz körperlicher Erscheinung im Traum sah, war ich enttäuscht. Ich sagte: Johann, ich habe jedem gesagt, dass du tot bist. Und wir haben dich sogar verbrannt. In diesem Traum war er plötzlich alt geworden. Ich erwachte mit dem Gefühl, dass wir den Körper brauchen, um den Geist erkennen zu können. Diese Idee ist neu für mich. Johann war gläubig, aber ich bin kein religiöser Mensch. Bisher dachte ich, man zerfällt in Atome, und die Energie kommt in anderer Form wieder. Aber mit der Vorstellung, dass möglicherweise ein persönlicher Geist bleibt, muss ich mich erst noch anfreunden.

Spürst du Johann hier im Haus?

Wenn es plötzlich sehr heiß wird oder ich bestimmte Töne höre, dann weiß ich, dass er im Raum ist. Das kommt ganz plötzlich, wenn ich es nicht erwarte. Da frage ich mich dann natürlich, ob ich mir das nur einbilde, oder ob es tatsächlich so ist.

Wie gehst du mit deiner Trauer um?

Jeder muss immer wieder entscheiden, wie er damit umgeht. Jede Erfahrung ist in sich viel wert. Die Tiefe der Erfahrungen in der Trauer ist einmalig. Durch den Tod des Partners wird der eigene Tod präsenter. Deswegen will ich auch jeden Schritt bewusst gehen. Ich will dies alles wirklich durchleben. Durch den Trauerprozess lerne ich Dinge, die ich vorher nicht lernen konnte. Mein Verständnis des Menschseins hat sich verändert. Viele versuchen nach dem Verlust eines geliebten Menschen, diese Leere wieder zu füllen. Für mich besteht die Aufgabe, glaube ich, wirklich darin, mit mir selbst zu sein, einen Weg für mich zu finden und dies zu genießen. Ich habe eine dreißigjährige Tochter, ich hatte Johann. Immer habe ich meine Entscheidungen mit Rücksicht auf den geliebten Menschen getroffen. Ich war bisher immer in Beziehungen. Jetzt kann ich tun und lassen, was ich möchte, ich muss mein zukünftiges Leben alleine gestalten. Ich glaube, das könnte gut für mich sein. Insbesondere, weil ich diese tollen Erinnerungen in mir trage.

Gönnst du dir Zeiten zum Ausspannen?

Gestern habe ich zum ersten Mal wieder im Garten gelegen. Das habe ich das ganze Frühjahr nicht gemacht. Dafür habe ich sehr viel Unkraut gejätet. Seit Johanns Tod habe ich die kleinen Toiletten im Keller renoviert, und ich bin gerade dabei, noch einen Raum dort unten einzurichten. Ich bin immer am Arbeiten und Wirbeln. Dabei kann ich gut denken. Wenn ich sitze, kann ich nicht denken. Zum Lesen gehe ich ins Bett.

Johann war Südafrikaner. Wie hat sich das im Alltag bemerkbar gemacht?

Er liebte die Sonne und hasste Kleider. Er war froh, wenn er nackt sein konnte. Oft saß er nackt auf einem unserer eleganten Stühle am offenen Fenster. Er hat dieses Haus mit seinem Dasein belebt. Johann war Tänzer. 1982 half er, Bilder für eine Ausstellung von mir auszupacken und sah dabei eine Fotografie von mir. Daraufhin wollte er mich kennen lernen. Eigens deswegen kam er sogar nach Deutschland. Johann wollte mich unbedingt heiraten. Acht Jahre lang hat er mich immer wieder gefragt, bis ich ihm irgendwann nachgab. Johann mochte wahnsinnig gern Rosen und die Natur überhaupt. In Südafrika hatte er einen jungen Leoparden und zwei Geparden großgezogen. Und er liebte es, Feuer zu machen. Johann war empört, als der Freund meiner Tochter zum ersten Mal zu Besuch kam und im Kamin Feuer machte. Er hat es doch nur gut gemeint, verteidigte ich ihn. Aber Johann bestand darauf, dass man als fremder Mann das Feuer eines anderen Mannes nicht richten dürfe.

Was hast du von Johann gelernt?

So viel! Wirklich ehrlich zu mir zu sein. Vertrauen in mich selbst zu haben. Den Mut, etwas zu tun, statt abzuwarten. Johann hat sich sehr viel um andere Menschen gekümmert, er verstand aber auch, dass jeder sein eigenes Leben leben muss. Er hat nie etwas getan, um in den Augen anderer Gefallen zu finden. Eigentlich war unsere Beziehung sehr ausgeglichen. Ohne eine starke Frau hätte Johann vielleicht nie die Chance gehabt, sich so zu entwickeln, wie er es getan hat. Andererseits war er für mich Ehemann, Mutter und Muse – auch als Mann. Ich glaube, mir wird jetzt langsam bewusst, was ich von ihm gelernt habe. Ich habe mich durch die Beziehung zu ihm als Mensch sehr entwickelt. Als ich Johann kennen lernte war ich auf der Suche nach der Liebe. Diese Leere, die ich damals empfand, ist heute nicht mehr da. Für mich ist damit eine lange Suche abgeschlossen.

Ihr habt dieses Haus zusammen eingerichtet. Es scheint die Offenheit und Leichtigkeit eurer Beziehung zu verkörpern.

Ja, dieses Haus war unsere Welt. Wir hatten immer große Wohnungen. Doch in diesem Haus war noch mehr Platz. Jeder konnte sein Leben darin leben. Kein Tag war wie der andere. Das Zusammenleben mit Johann war unkompliziert, es war ein natürliches Miteinander, Füreinander und auch Gegeneinander. Er war wie eine große Katze.

Ein halbes Jahr vor Johanns Tod bekam er eine neue Leber transplantiert. Wie habt ihr diese Zeit gemeinsam erlebt?

Johann hatte sich vorher durch die Krankheit in seinem Wesen sehr verändert und war nach der Transplantation wieder er selbst. Wir wussten, dass es Komplikatio-

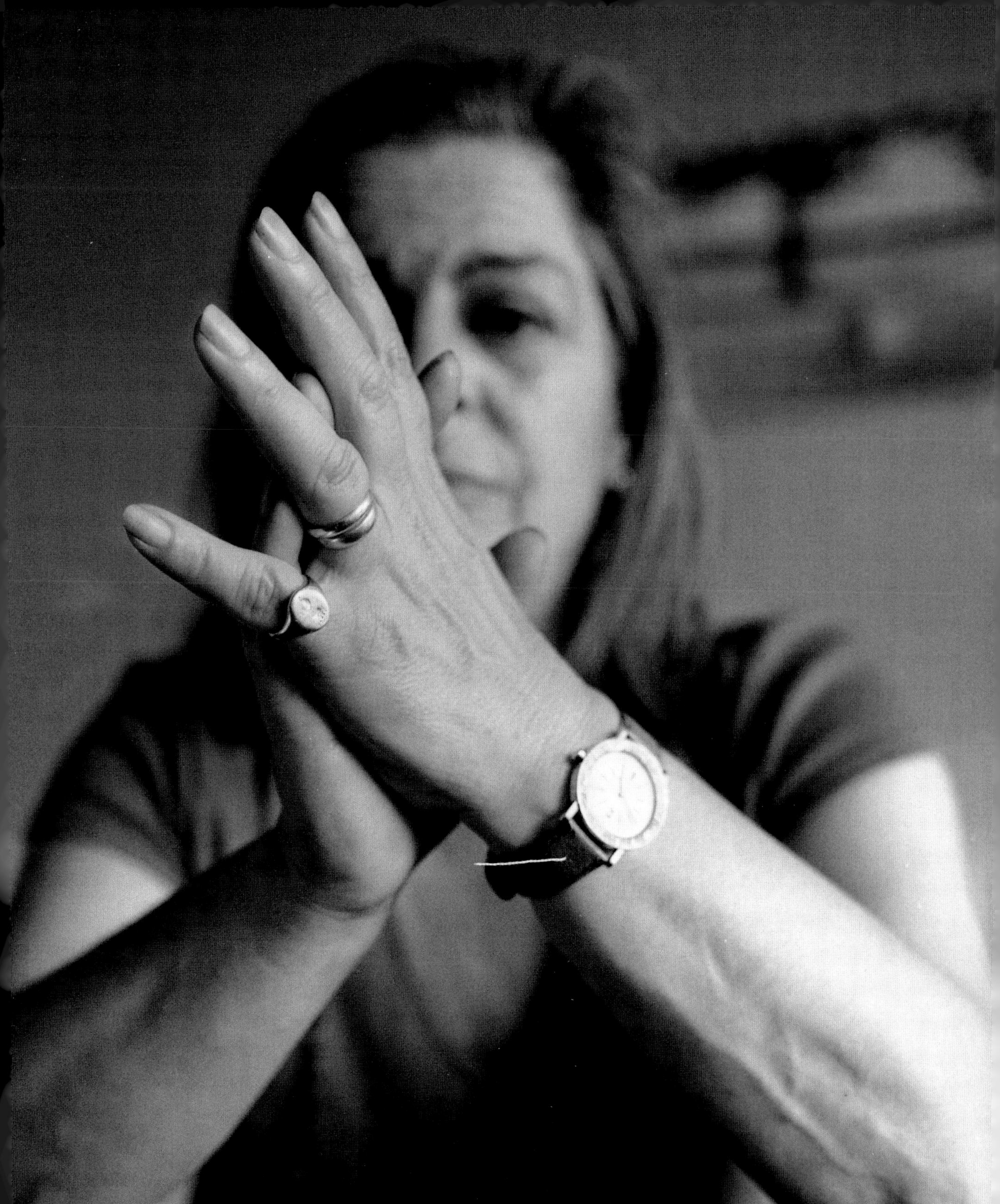

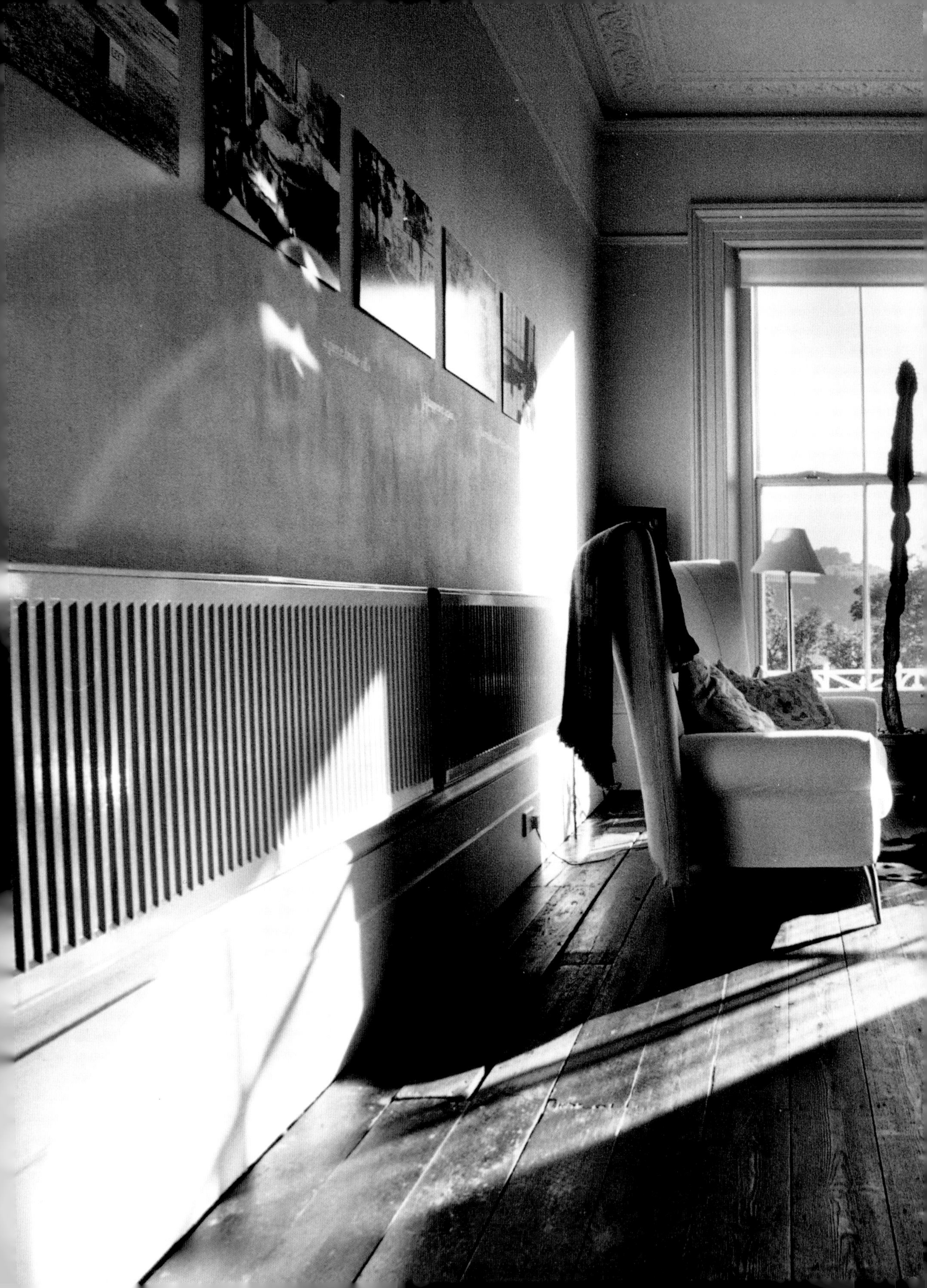

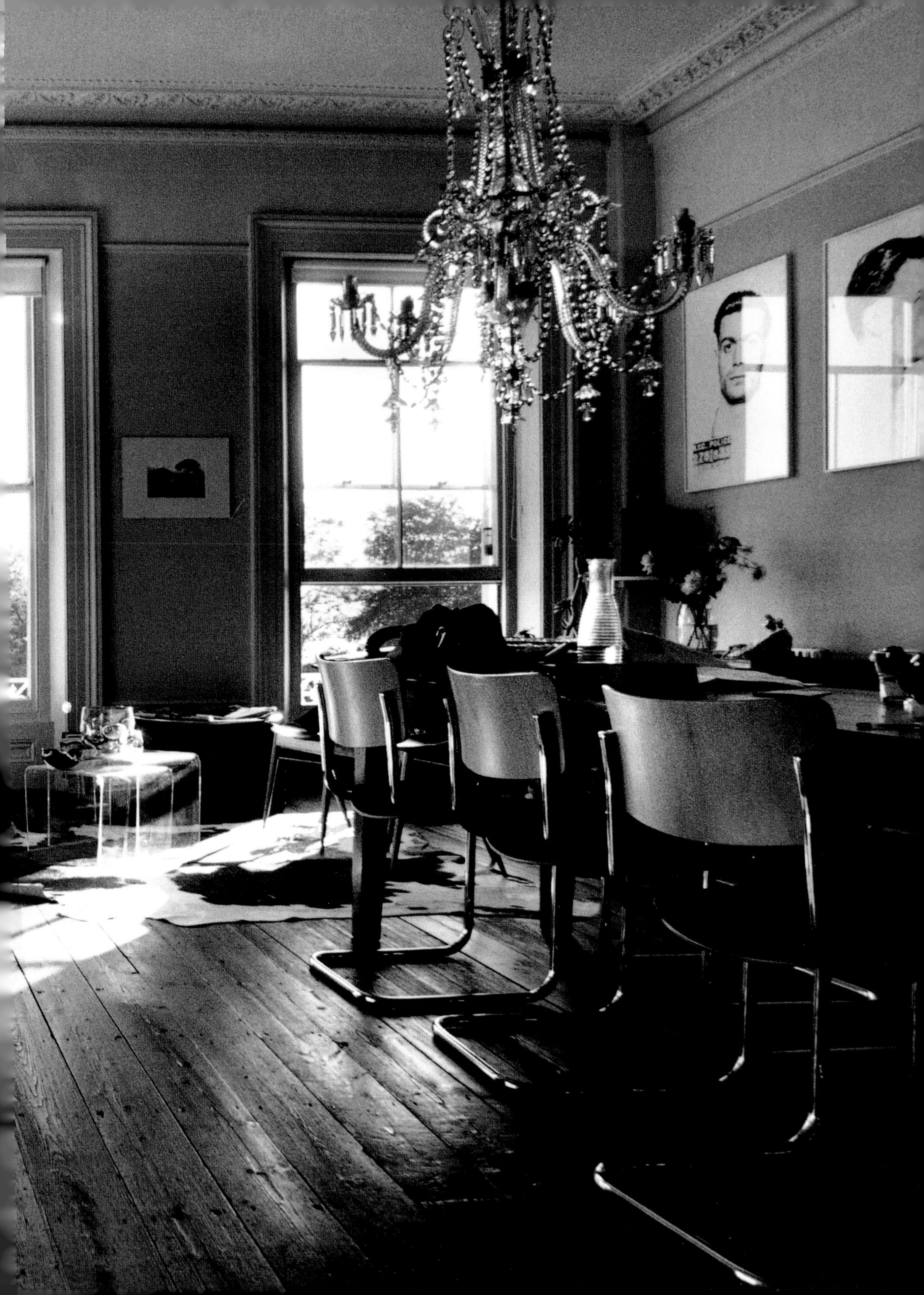

nen geben könnte. Wir haben diese Zeit sehr intensiv und bewusst gelebt. Doch gerade diese letzten Monate gaben unserer Beziehung die Möglichkeit, zu vollem gegenseitigen Vertrauen zu finden. Ich habe meinen Vater sehr früh verloren. Damals sah ich, vielleicht durch diesen Verlust und mein kindliches Verarbeiten der Trauer, den Tod als Vertrauten an, durch den ich Kontakt zu meinem Vater haben konnte. Es ist, als habe mir Johanns Tod die Chance gegeben, auch den Verlust meines Vaters erneut zu durchleben. Jetzt habe ich im Erleben von Johanns Krankheit und seinem Sterben nicht nur den Schrecken des Todes gesehen. Meine frühkindlichen Erfahrungen gaben mir den Mut, Johanns Tod in tiefer Verbundenheit mit ihm zu erleben.

Welche Bedeutung haben Fotografien für dich?

Zuerst haben mir die Fotos von Johann kaum etwas gegeben, sie besaßen nichts Wirkliches von ihm. Kleine, handgeschriebene Zettel, die ich per Zufall gefunden habe, berührten mich viel mehr. Die einzigen Bilder, die mir wirklich nahegingen, waren Fotos von uns beiden. Es ist die Nähe, die in den Fotos zu spüren ist. Und allmählich kann ich mir auch Bilder von Johann allein ansehen und etwas von ihm spüren. Sie machen mich nicht traurig.

Ein typisches Foto von dir?

Hier am Tisch. So, wie wir hier sitzen, so redet man ja mit Leuten, hier ist es okay. Ein Foto, auf dem ich in einem Sessel sitze … das bin nicht ich. Der Sessel war Johann. Ich blieb nie sitzen. Dieses Haus ist wie ein großes Gemälde, das sich ständig verändert.

Beim Malen verwendest du weder Pinsel noch Spachtel, sondern benutzt deinen ganzen Körper, um die Farbe auf der Leinwand zu verteilen. Warum scheust du im Moment vor dem Malen zurück?

Im Moment habe ich Angst, mich zu zerteilen. Nie hatte ich etwas anderes als meine eigene Kreativität. Ich war in meiner Arbeit immer ganz auf mich gestellt. Durch das Leben, das außerhalb dieser Auseinandersetzung existierte, durch das, was ich mit Johann erlebt habe, habe ich immer wieder einen Weg in meine Arbeit gefunden. Die Kunst ist ein so intensiver Liebhaber; man muss sich ihr ganz und gar hingeben. Man kann nicht nur ein bisschen dabei sein. Johann war der andere Teil meines Lebens. Es war ein Austausch, eine Symbiose zwischen uns. Seit Johanns Tod gibt es keine Trennung mehr und niemanden, der mich in den Alltag zurückholt und mich auffängt. Deshalb habe ich Angst, mich in meiner Arbeit zu verlieren und den Alltag nicht allein bewältigen zu können. Ich habe das Gefühl, dass ich gerade eine große Veränderung durchmache, so wie damals die Zeitenwende – vor Christus und nach Christus –, und deshalb muss es natürlich auch eine große Veränderung in meiner Arbeit geben.

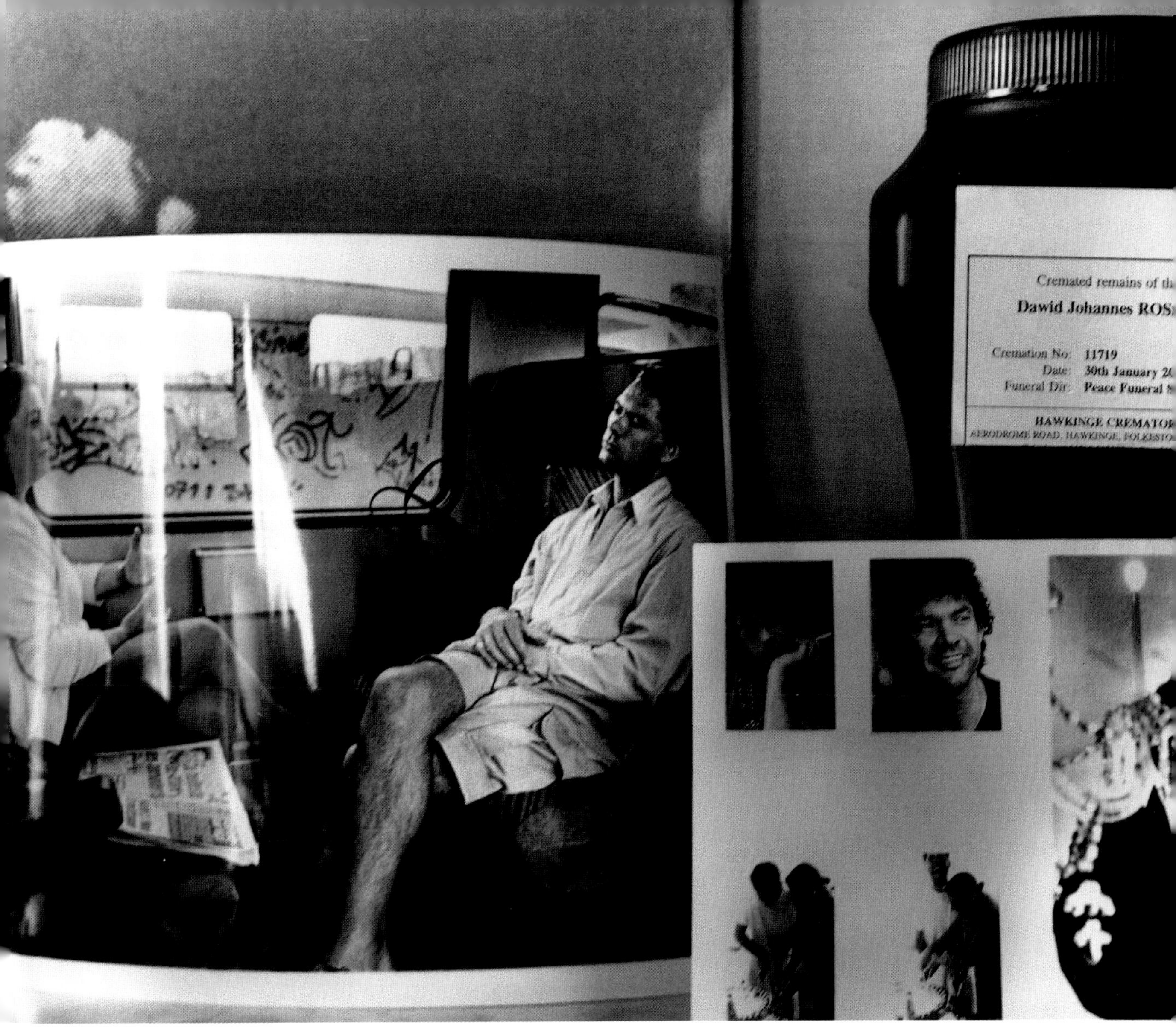

Fotos von David Johannes Rossouw und seine Urne

Wie könnte so eine Veränderung aussehen?

Die Kunst, die ich bis jetzt gemacht habe, dieses Festhalten von Energie, dieses Festhalten von Leben, hat sich durch Johanns Tod nicht verändert, aber ich sehe nicht mehr den gleichen Sinn darin. Vorher war es ein Trieb, ich musste das machen. Ich weiß, das Leben ist kurz. Für einen Menschen ist der Körper einfach sehr wichtig. In und mit seinem Körper zu sein – das ist es, was Leben ausmacht. Darum will ich auch mit meinem Körper arbeiten. Und aus diesem Fundament und Wissen heraus möchte ich ganz viel verstehen. Und ich will mich fragen: Was bewegt mich jetzt noch zu meiner Arbeit? Was zwingt mich noch?

Was hat sich für dich noch verändert?

Alles. Natürlich kann es sein, dass es wegen der Trauer noch zu früh ist, eine Aussage zu machen. Es ist auch möglich, dass ich jetzt Schwierigkeiten haben werde, so unmittelbar mit meinem Körper zu malen. Das macht mir Angst. Es ist keine Distanz mehr zwischen mir und meiner Arbeit. Ich kann nur auf das zurückgreifen, was in mir ist. Ein Leben ohne Kunst kann ich mir nicht vorstellen. Es ist ein Teil meines Lebens, Prozesse des Lebens zu dokumentieren. Das ist Inhalt meiner Arbeit. Und für mich ist jetzt die Frage, wie ich die momentane Lebenssituation für mich dokumentiere. Das ist schwer. Das bedrückt mich. Aber ich hoffe, dass sich das ändert, und ich bald alle diese wunderbaren Möglichkeiten sehe, die sich mir dadurch neu eröffnen. Dass ich das wirklich spüren kann und zurückfinde zu diesem spielerischen Umgang, den ich für den Malprozess unbedingt brauche. Im Moment schaffe ich es noch nicht; mir fehlt noch diese Leichtigkeit in meiner Arbeit. Ich muss versuchen, den Sprung dorthin zu schaffen, aus der gelebten Liebe und der Kraft, die die Liebe mir gegeben hat heraus, produktiv zu sein.

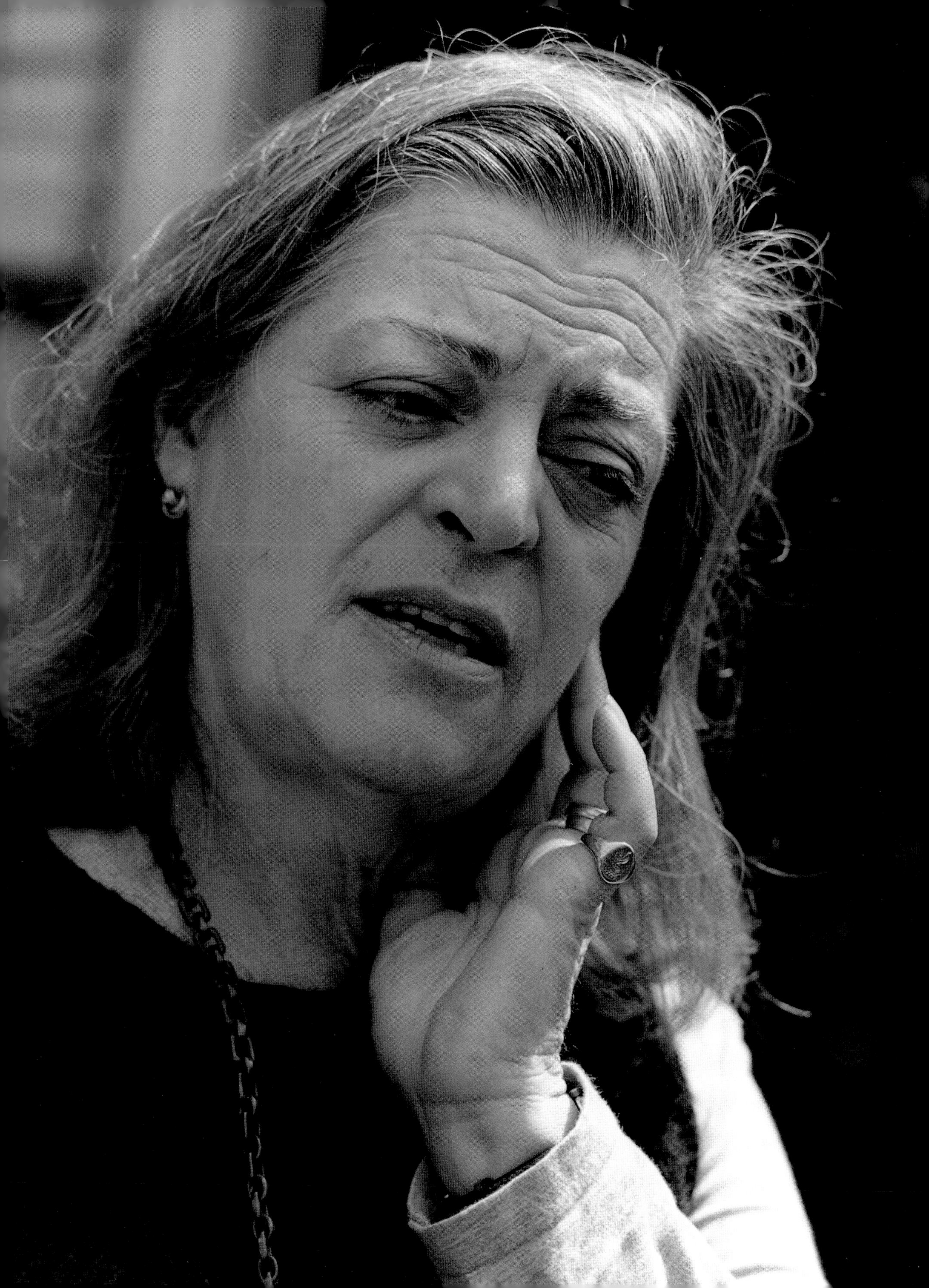

»Man findet keine Antwort«

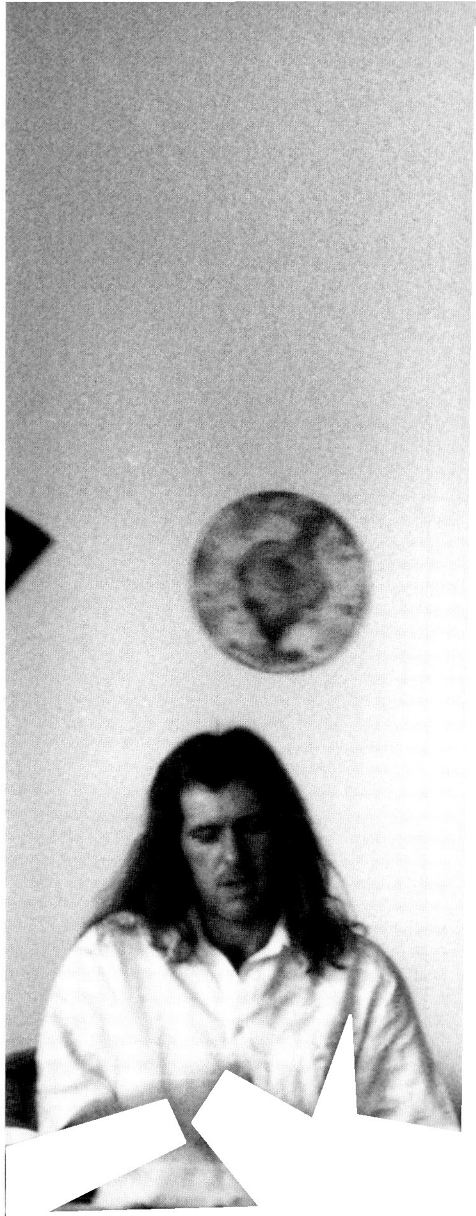

Sechzehnter Stock, weiter Blick. Sämtliche Umzugskisten sind ausgepackt und weggeräumt, doch ich spüre, dass die Wohnung, zwei Wochen nach dem Einzug, erst noch richtig eingelebt werden muss. Roman Hollinger, 40, fühlt sich bereits wohl in seinem neuen Domizil. Bunte Seidentücher hängen an den weißen Wänden im Wohnzimmer. Roman Hollingers Lebensgefährtin Margit K. starb am 14. Februar 2001 an Darmkrebs. Von der Diagnose erfuhr Roman Hollinger, der im Telefon- und Empfangsdienst eines Krankenhauses arbeitet, beim routinemäßigen Lesen des OP-Plans für den folgenden Tag. Seiner Partnerin war die Schwere der Krankheit bis dahin nicht bewusst. Bis drei Wochen vor ihrem Tod sei Margit noch von ihrer Heilung überzeugt gewesen, erzählt Roman Hollinger. Für ihn jedoch war es offensichtlich, dass es keine Heilung geben würde. Die Zeit nach dem Verlust schildert Roman Hollinger als andauernde Kreisbewegung. Er suchte nach einem Ausweg. Sein Beruf half ihm dabei. Das Wesentliche für Roman Hollinger bei seiner Arbeit im Empfang des Krankenhauses ist es, eine angenehme Atmosphäre zu schaffen, ein Gefühl von Sicherheit und Geborgenheit zu vermitteln. Nur so bekomme man auch ein gutes Feeling zurück, das persönlich wieder aufbaue, sagt er. Der Umzug hilft ihm, umzudenken, sich von unwichtigen Dingen zu trennen, sich mehr auf das Wesentliche zu konzentrieren und sein Leben neu zu ordnen.

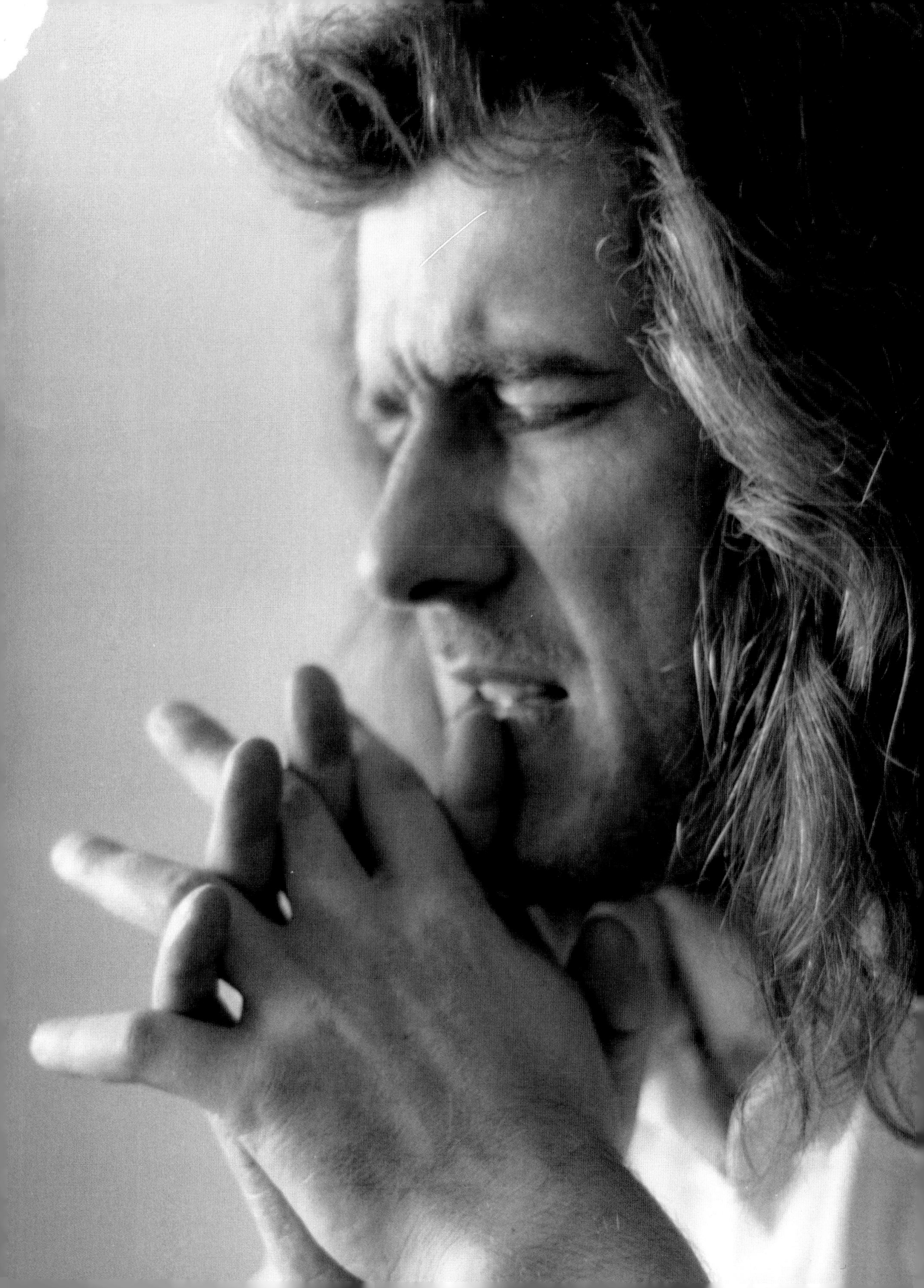

Wie ging es dir beim Neuanfang in dieser Wohnung?

27. August 2002

In der Trauerzeit habe ich irgendwann gemerkt, dass ich auf der Stelle trete, mich im Kreis bewege – das »Ursache- und Wirkungs-Prinzip«. Ich musste etwas unternehmen, um aus dieser Situation rauszukommen. Bis jetzt habe ich die Entscheidung, auszuziehen, nicht bereut. Auch in der neuen Wohnung erinnert mich noch sehr viel an Margit. Ich glaube, es würde ihr hier gefallen. Wir hatten einen ziemlich ähnlichen Geschmack. Ich habe diese Wohnung bewusst so eingerichtet. Mein Leben lang werde ich mich an Margit erinnern. Schon alleine durch unser gemeinsames Kind. Diese Erinnerungen sind sehr schön.

Bist du erleichtert über die Veränderung?

Ja, durch einen Umzug lässt man alles ein Stück weit hinter sich. Die ganze Aktion hat fast zwei Monate gedauert. Erstmal fühlt man sich nirgends so richtig daheim. Aber so langsam wird das hier etwas. Darüber bin ich froh. Ich fühle mich wohl hier. Vor ein paar Wochen habe ich auch eine andere Frau kennen gelernt.

Warst du überrascht, neue Gefühle entwickeln zu können?

Anscheinend ist das eine Art von Entwicklung, die sich vollzieht, ohne dass man da selbst großen Einfluss drauf hat. Jeder verarbeitet den Verlust auf seine eigene Weise: Beim einen dauert es länger, beim anderen geht es schneller; der eine verdrängt, der andere schließt ab. Ich habe meine Zeit gebraucht. Aber inzwischen habe ich gemerkt, dass ich durchaus in der Lage bin, Gefühle für eine andere Frau zu entwickeln. Das ist für mich eine positive Veränderung. Mal sehen, wie es weitergeht.

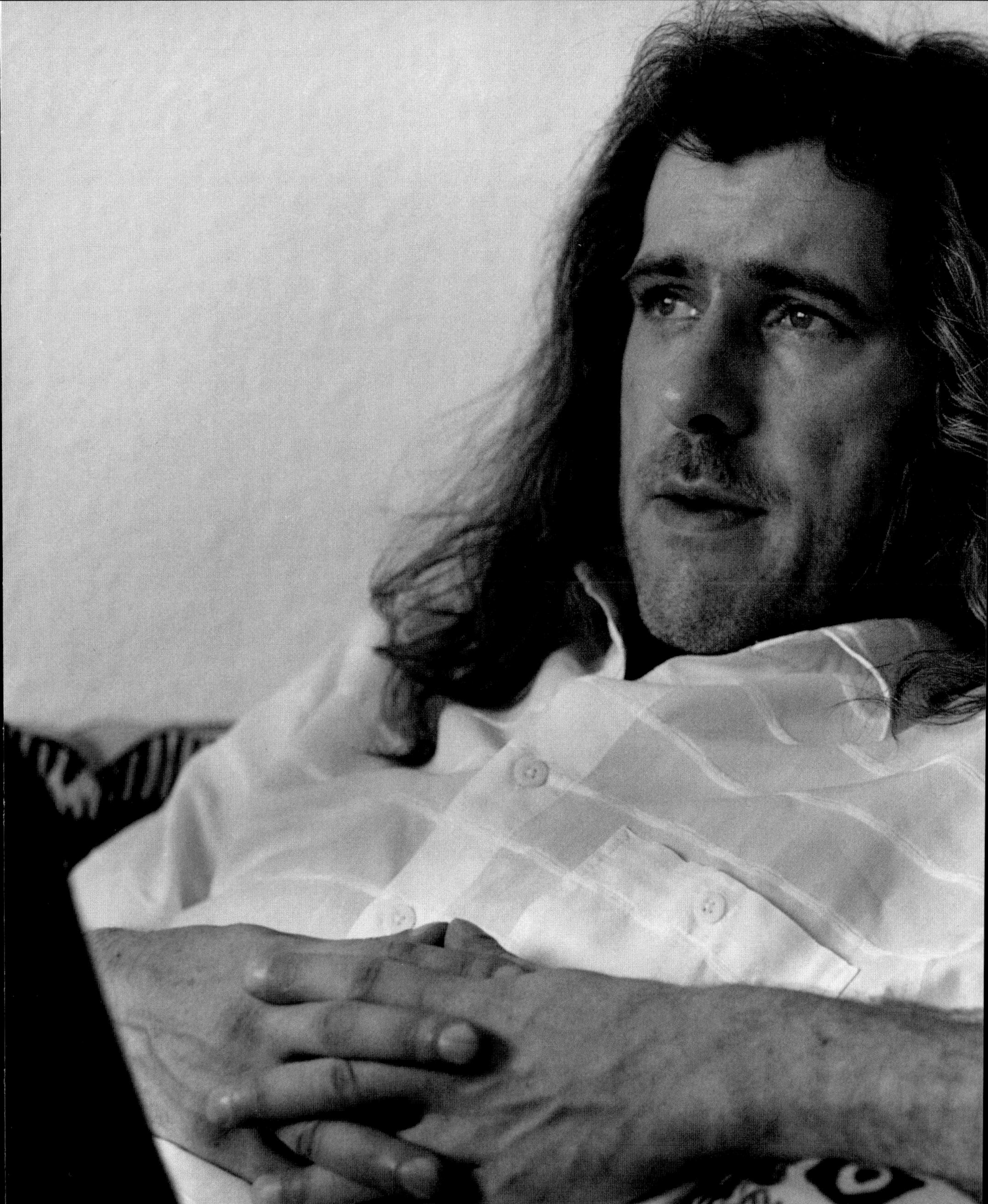

Wie erlebst du dich selbst in der neuen Beziehung?

Dieses Zusammengehörigkeitsgefühl, diese Liebe, also das, was man unter Liebe versteht, dieses Gefühl für Margit, das bleibt wohl immer in mir. Ich habe geglaubt, dass ich mich schwer damit tun würde, mich neu zu verlieben oder eine neue Beziehung anzufangen. Ich hatte auch Angst davor. Mittlerweile habe ich aber festgestellt, dass es nicht so ist, und das ist für mich eine sehr positive Erfahrung. Ich will es mal krass sagen: Ich merke, dass ich nicht tot bin. Ich lebe noch. Das Leben geht weiter, mit allem, was dazu gehört. Und ich muss das Beste daraus machen. Es gibt einfach keine andere Möglichkeit. Es war eine schlimme Zeit, aber es kommen auch wieder bessere Tage. Und durch diese schlimmen Erfahrungen weiß ich heute bei neuen Erfahrungen: Das bringt mich nicht um, das gibt mir ein Stück weit mehr Kraft.

Wie siehst du dich heute?

Ich habe das Glück, in meiner neuen Partnerin einen Menschen gefunden zu haben, der auch so einige Erfahrungen gemacht hat. Ich denke, man muss schon in gewisser Weise reif dafür sein, um mit jemandem zusammenzuleben, der bereits ein Leben mit allen Höhen und Tiefen hinter sich hat. Man muss ihm in gewisser Weise ebenbürtig sein und viel Verständnis haben.

Welche Chancen siehst du in einer neuen Beziehung?

Sie gibt mir die Möglichkeit, vieles anders zu machen. Früher habe ich manchmal Dinge einfach so gesagt oder getan und erst zu spät gemerkt, dass ich den anderen damit beunruhigte oder verletzte. Heute denke ich bewusster nach – über das Leben an sich, über die kleinen Dinge; darüber, wie wertvoll Liebe und Glück sind. Im Nachhinein denke ich, Margit und ich hätten uns noch so vieles zu sagen gehabt – das können wir nun nicht mehr. In der neuen Beziehung versuche ich vieles anders zu machen. Hoffentlich halte ich es durch – ich bemühe mich auf jeden Fall.

Hast du Angst in deiner neuen Partnerschaft?

Es hat sich schon ein Stück weit Angst in die neue Beziehung eingeschlichen – Angst, ein zweites Mal die Partnerin zu verlieren, noch einmal so einen Verlust durchmachen zu müssen. Nie mehr möchte ich das erleben. Ich weiß nicht, ob ich damit noch einmal umgehen könnte. Die Angst ist nicht ständig präsent, aber ganz tief in mir ist sie schon da. Letzten Endes bleibe ich damit allein. Ich kann zwar mit meiner Partnerin darüber sprechen, aber eine Unsicherheit bleibt.

Vergleichst du andere Menschen mit Margit?

Ich habe mich bereits dabei erwischt. Man sucht im Unterbewusstsein schon nach Parallelen. Dieser Typ Mensch hat die und die Eigenschaften, die bei mir gut rü-

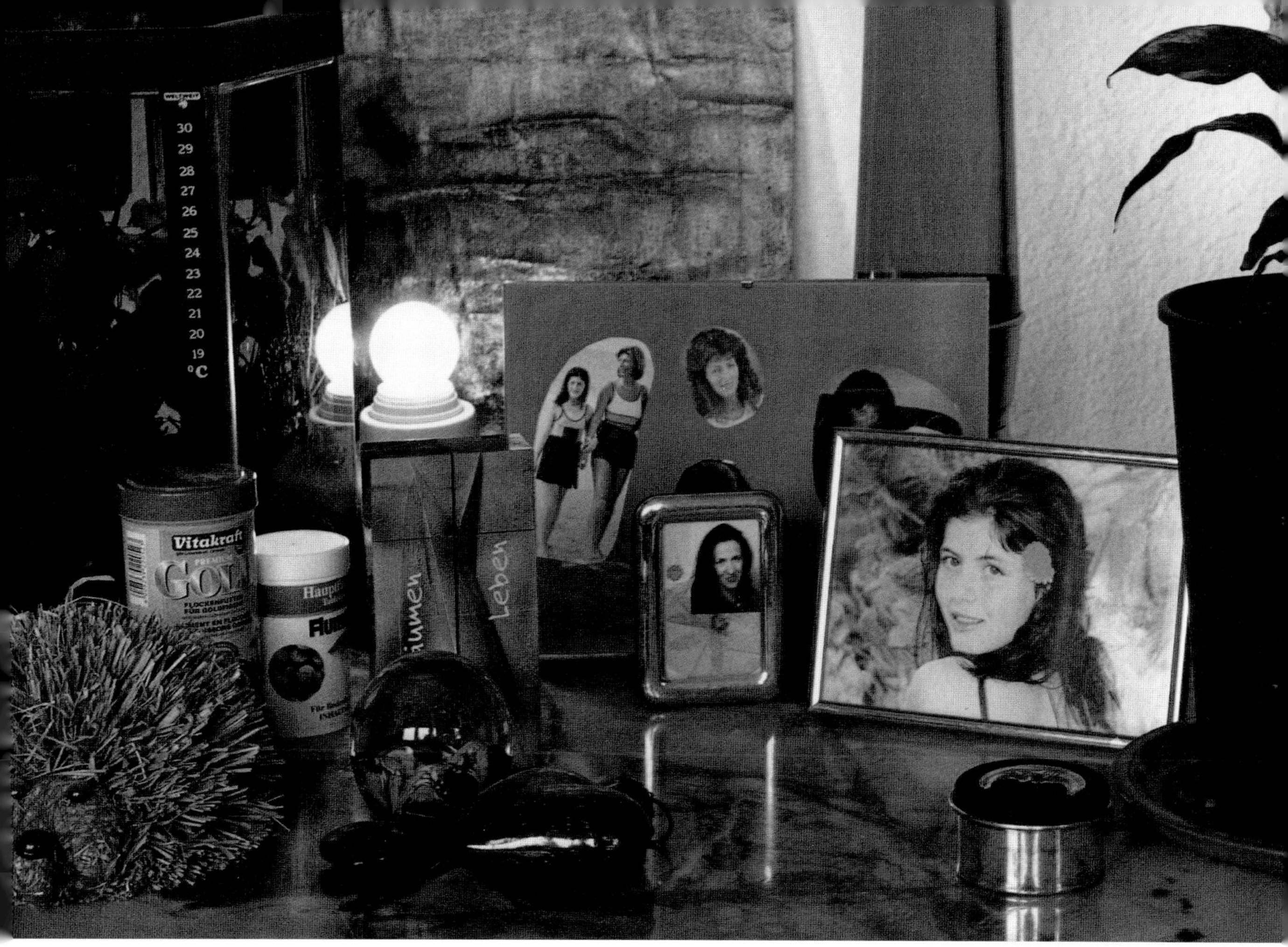

Fotos von Margit K. und Tochter

berkommen. Da finde ich mich wieder. Das fängt schon beim Aussehen an. Meine neue Freundin hat schon etwas von Margit. Wesenszüge sind vertraut, Augenfarbe und Haarfarbe sind gleich. Irgendwo wird jeder durch das geprägt, was er erlebt hat und orientiert sich ein Stück weit immer wieder an ureigensten Mustern oder Schemata, sucht nach Dingen, die bekannt sind, die schon einmal gut getan haben. Ich war zum Beispiel mit Margit oft in Metz. Neulich war ich mit meiner neuen Freundin auch dort, in den gleichen Straßen, an den gleichen Ecken. Okay, ich denke mir: Früher war ich mit Margit hier, jetzt ist eine neue Frau dabei.

Was hat euch besonderen Spaß gemacht?

Wir sind gerne essen gegangen und hatten beim Essen die gleichen Vorlieben. Chinesische und auch deutsche Küche. Oft waren es auch eigene Kreationen. Ich habe zum Beispiel häufig gefüllte Crêpes gemacht. In unserer Beziehung hatte ich den

Kochpart übernommen; Margit hat dafür die Küche aufgeräumt. Sie ließ sich gerne bekochen, beklagte sich aber auch nicht, wenn es danach aussah wie in »Iglus grüner Küche«.

Ist Margit für dich auch in der neuen Wohnung präsent?

Präsent ist sie hier in der neuen Wohnung nicht mehr. Der Prozess ist, denke ich, schon ein Stück weit abgeschlossen. Sie existiert sehr stark in meiner Erinnerung. Die neue Wohnung bedeutet einen gewissen Schlussstrich. Für mich hat damit etwas Neues angefangen. Was ich mit Margit erlebt habe, werde ich ein Leben lang bewahren und ehren. Sie lebt auch in unserer Tochter weiter. Und durch meine Tochter werde ich automatisch immer wieder an Margit erinnert. Die Erinnerungen an sie sind so stark, dass sie niemals in Vergessenheit geraten werden. Bis zu meinem Tod werden sie unauslöschlich da bleiben. Und das ist auch gut so.

Wie bist du mit persönlichen Dingen von Margit umgegangen,
zum Beispiel mit ihrem Ehering?

Den habe ich, mit anderen Dingen, die ihr lieb und wert waren, ins Grab geworfen. Zwei Steine waren dabei, eine Mandel. Mir war klar, dass das Mandelbäumchen nicht angehen würde. Der symbolische Umgang mit diesen Dingen war mir wichtig.

Kannst du loslassen?

Es gibt einfach keine anderen Optionen. Auch mit dem Loslassen von lieb gewonnenen Dingen tue ich mich sehr schwer. Generell wird einem das Loslassen, Sich-Verabschieden-Müssen, zunächst gar nicht bewusst. Da sterben meistens erst Oma und Opa, später mal jemand aus dem Bekanntenkreis, dann ist man auch mal selbst auf einer Beerdigung. Aber der Punkt des persönlichen Loslassenmüssens wird selbst da nicht so bewusst. Gut, jeder hat viel mit sich selbst zu tun. Aber ab einem gewissen Alter sind wohl die Witwen und Witwer in der Überzahl. Als ich das begriffen habe, wurde mir klar, dass es im Leben nun mal so ist.

Welche Erfahrungen sind wichtig geworden?

Den Wert eines Menschen erkennt man erst, wenn er tot ist. Da ist schon was dran. Aber auch die Erfahrung, dass man im Leben nicht stehen bleibt, dass man selbst wieder hochkommen kann, ist wichtig.

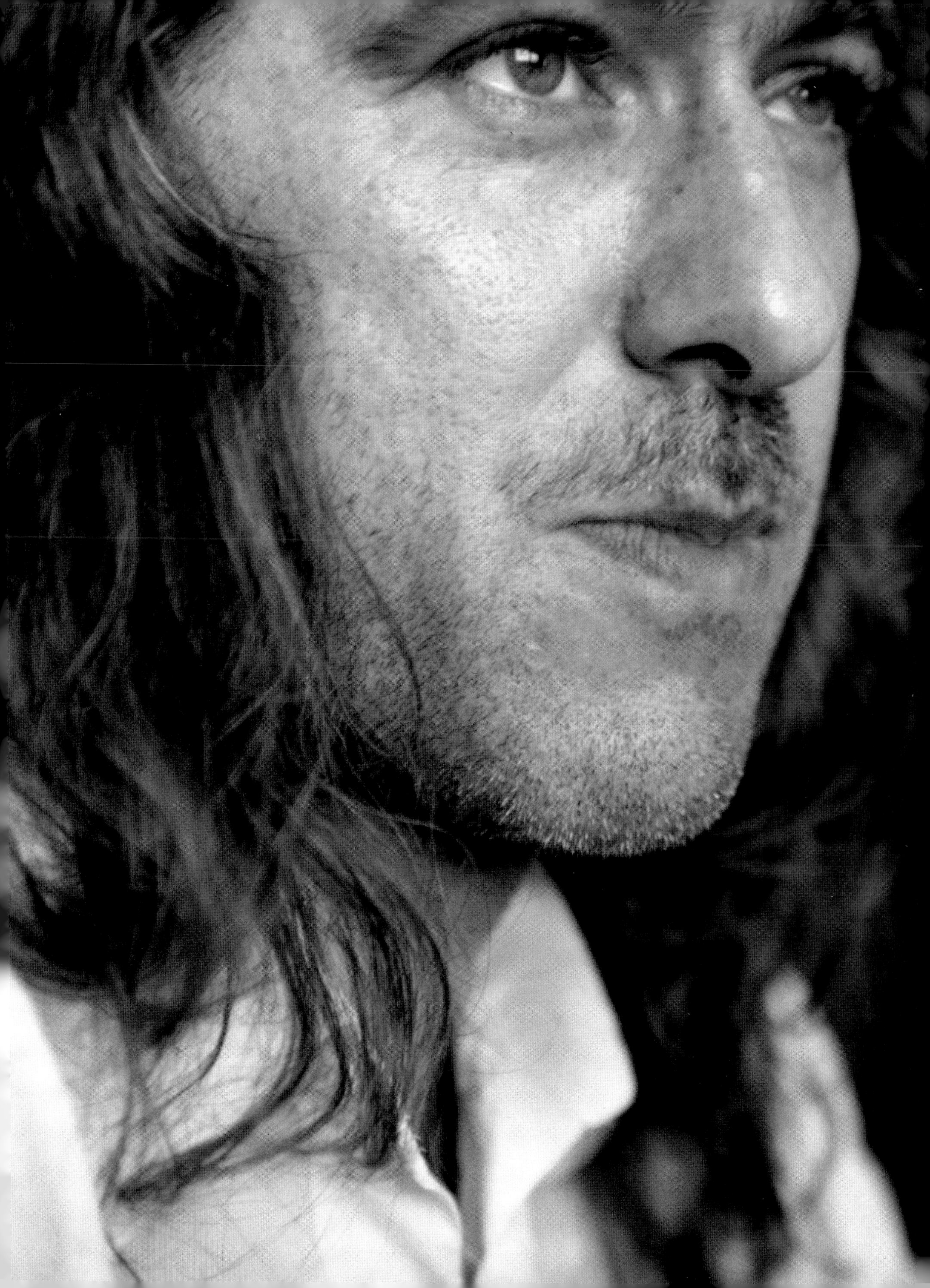

»Start 11:00 Uhr – keine Landung«

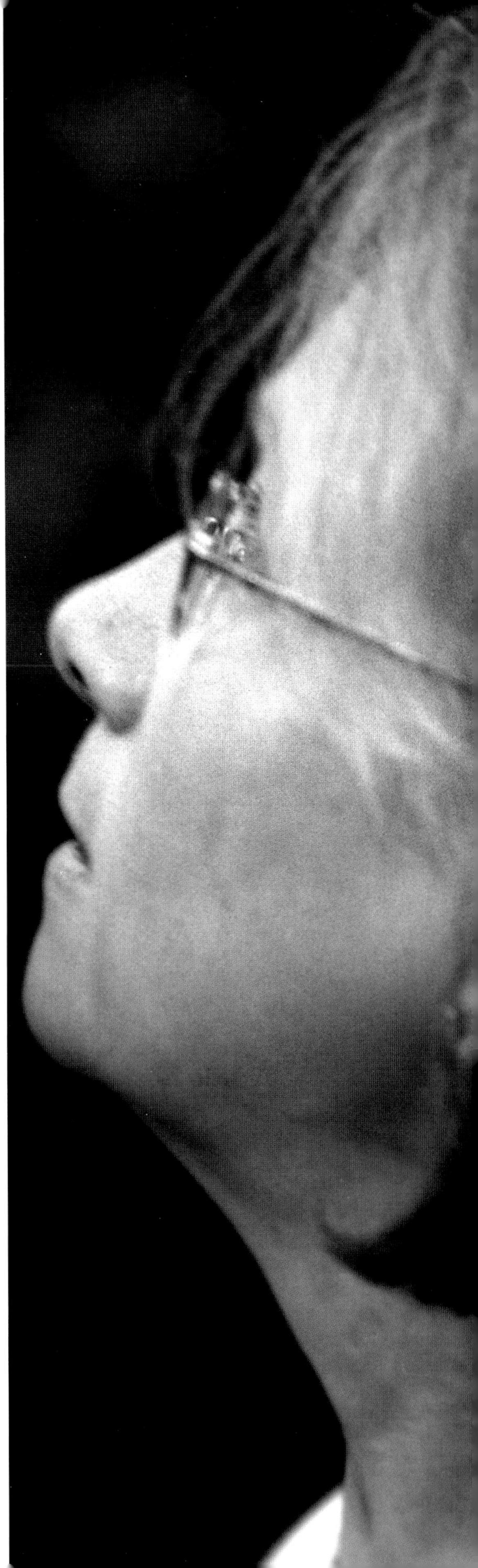

Nie mehr ein Mann – das war schon fast ein Gebot bei Traudel A., 58, nach den Erfahrungen mit ihrem ersten Mann. Doch dann trat vor sechzehn Jahren H. C. in ihr Leben. Die beiden begegneten sich auf einem Flugplatz bei Trier. H. C. war Ausbilder für Kunstflug. Traudel A. arbeitet als Krankengymnastin. Sie teilte mit H. C. die Leidenschaft fürs Fliegen und hat auch selbst einen Flugschein. Bei Kunstflugmeisterschaften in Belgien belegte sie den ersten Platz. Da ihre Arbeitsstätten weit auseinander lagen, sahen Traudel A. und H. C. sich meistens nur an den Wochenenden. Mit zunehmendem Alter wuchs der Wunsch nach einem gemeinsamen Zuhause, und so kauften sie sich ein Haus in den Vogesen. Dort bin ich mit Traudel A. verabredet. Sie führt mich durch den Garten, ein eineinhalb Hektar großes Stück Natur mit sanften Hügeln, dichtem Wald und einem See mit fünf natürlichen Zuflüssen. Hier verbringt Traudel A. jedes freie Wochenende. Sie versucht, den Wildwuchs unter Kontrolle zu halten und der mannshohen Brennnesseln Herr zu werden. Der Unfall von H. C. ereignete sich am 17. Juli 2001 bei einem Unterrichtsflug. Traudel A. ist froh, dass jemand den Absturz des Flugzeuges gefilmt hat. Das filmische Dokument macht deutlich, dass der zweiundsiebzigjährige H. C., der schon mit zwölf Jahren mit dem Fliegen begonnen hatte und ein sehr sicherer Pilot war, in dem Flugzeug mit nur noch einem Flügel überhaupt keine Chance hatte.

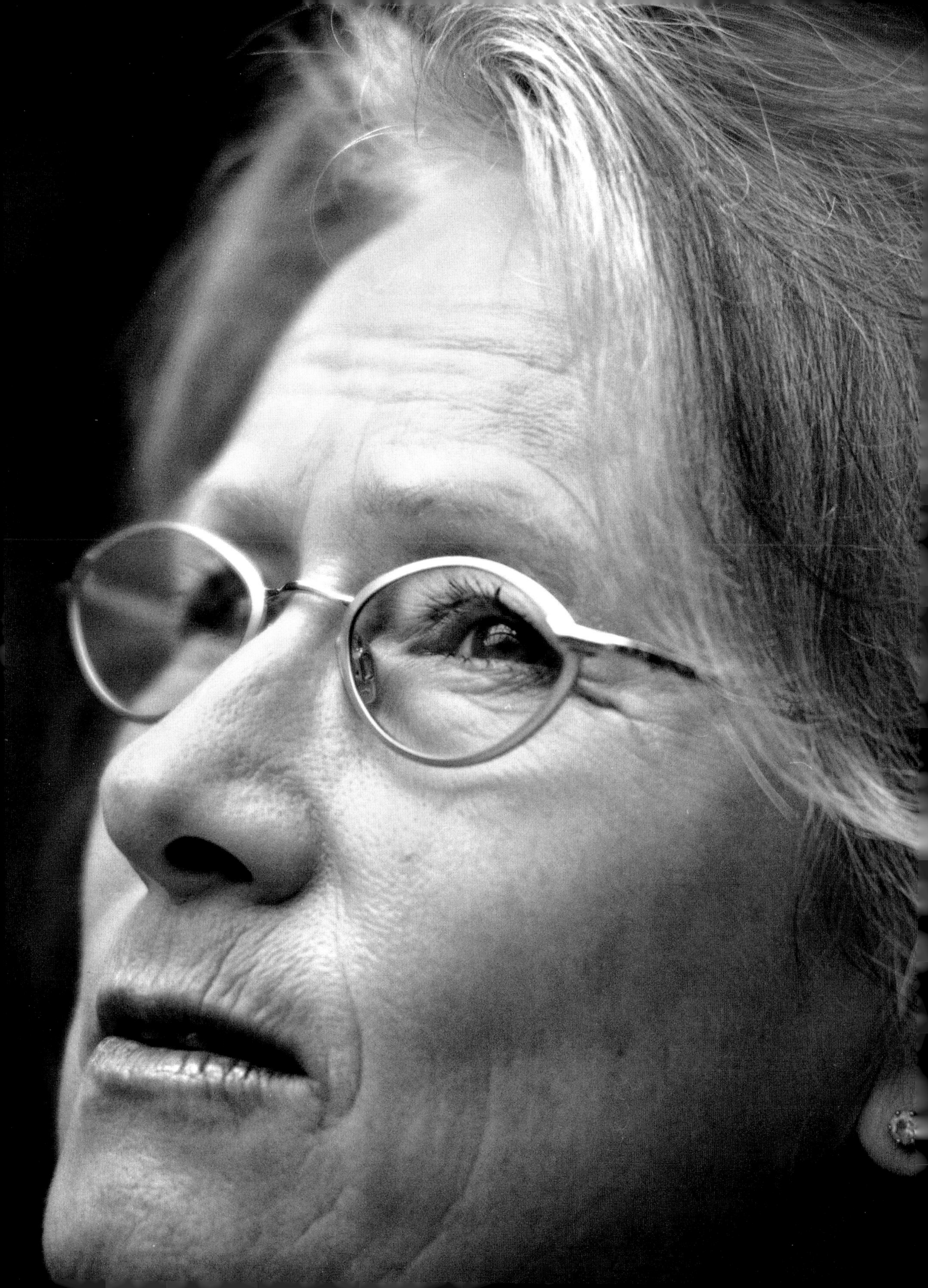

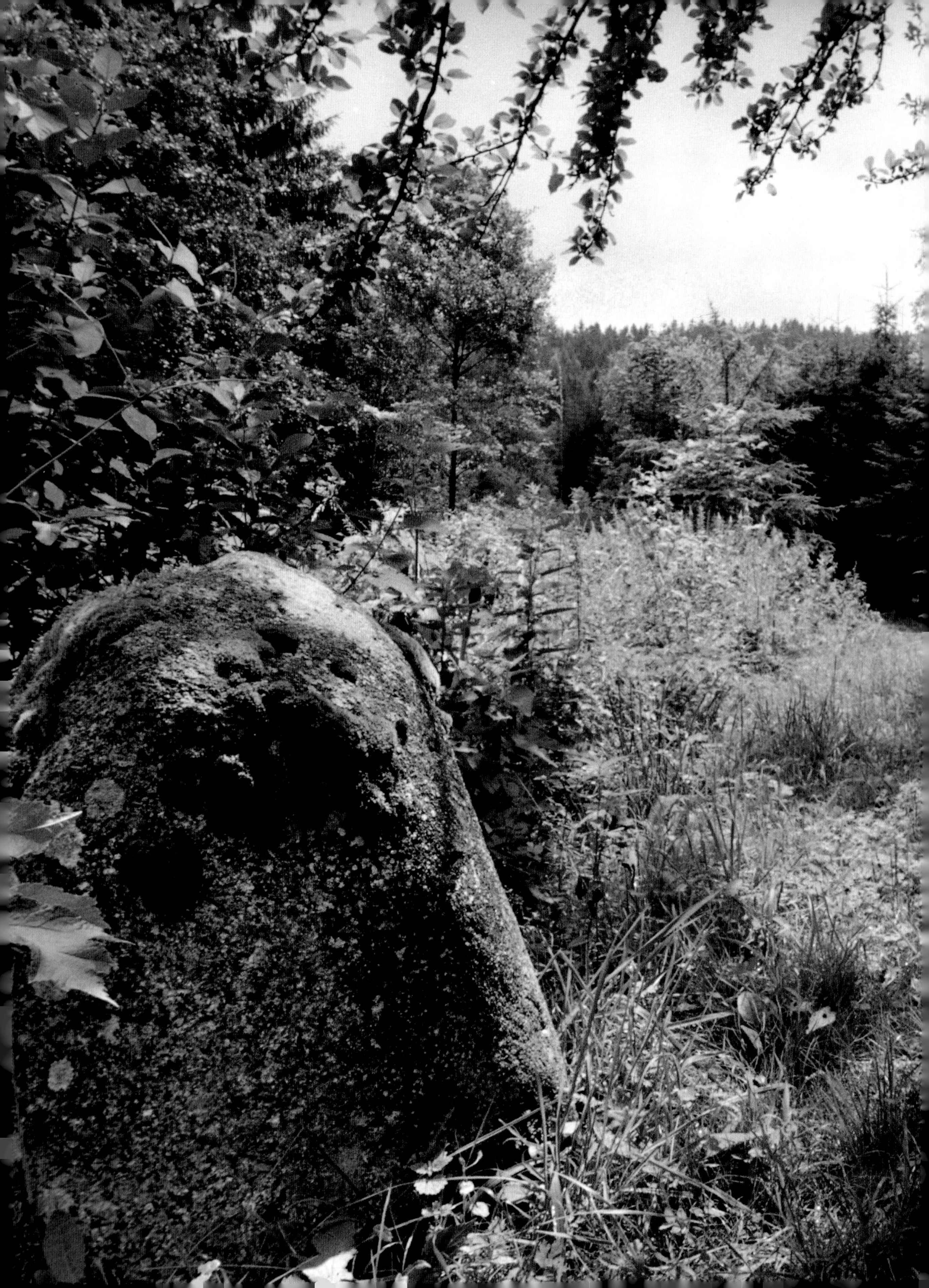

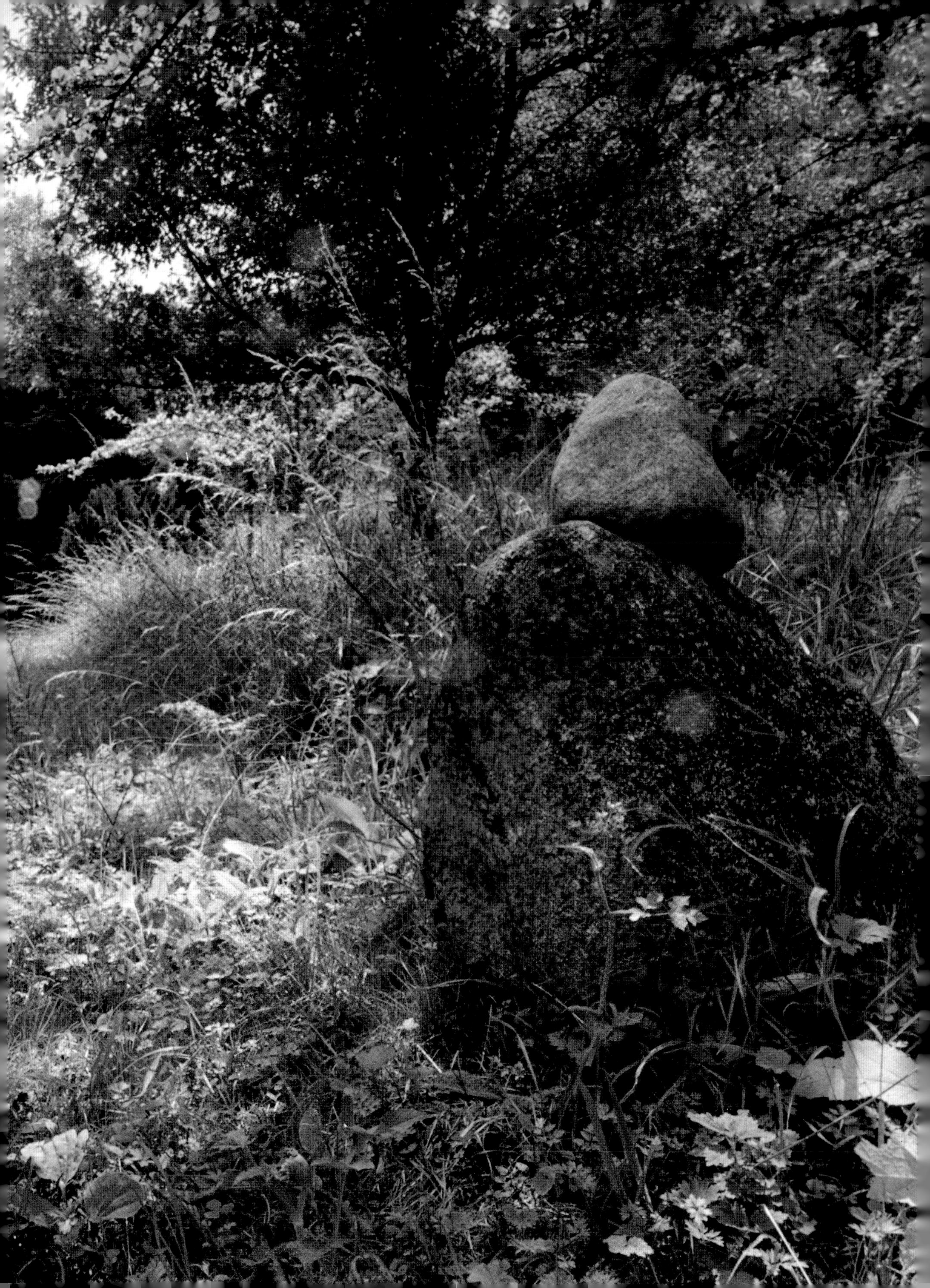

24. Mai 2002

Hat man als Kunstflieger eigentlich Angst, wenn man ins Flugzeug steigt?

H. stieg immer mit dem entsprechenden Respekt in die Maschine. Angst kann man dazu nicht sagen. H. hatte sechzig Jahre Flugerfahrung. Aber wenn es längere Strecken über Land zu fliegen gab, war er regelmäßig nervös, ungehalten und hatte Durchfall.

Wie gehen Sie mit dem Abschied ohne Abschied um?

Ich möchte H. hier im Garten, wo er so gerne war, eine Art symbolisches Grab machen. Die Fragmente des Flugzeugs, die noch am Unfallort herumlagen, habe ich eingesammelt. Ich hätte es als eine Art Leichenschändung empfunden, dort Teile liegen zu lassen. Ich habe ja sonst nichts. Die Kriminalpolizei hat mir das Flugbuch mit der Post zugeschickt, in Folie eingepackt. In dem Buch hat H. seine Starts und Landungen eingetragen. Dort steht am 17. Juli 2001 die Eintragung: Start 11:00 Uhr – eine Landung gab es nicht mehr. Das ist für mich der brutalste Beweis der Realität.

Sie haben den Unfall nicht selbst gesehen. Wird für Sie das Unbegreifliche durch diese Dinge, die die Realität des Unfalls deutlich machen, fassbarer?

Ich überlege mir noch heute, zur Kripo nach Idar-Oberstein zu fahren, um mir die Bilder der Absturzstelle zeigen zu lassen. Vielleicht, wenn ich mehr Abstand habe. Ich denke, ich bin stark genug dafür. Für mich ist da ein Loch, das sich nicht füllt. Wo hat er gelegen, wie hat er da gelegen, wie sah er aus? Ich suche nach einer Antwort. Ich möchte wenigstens ein Bild sehen, damit ich weiß, wie sein Ende war. Das mag selbstzerstörerisch klingen, aber so bin ich eigentlich gar nicht. Ich sehe zwar Bilder, aber die entspringen meiner Fantasie. Ich sehe immer einen riesigen Kopf vor mir, und sein Körper dahinter erscheint ganz klein. Dieses Bild ist mittlerweile schwächer geworden, aber so habe ich ihn mir an der Unfallstelle vorgestellt.

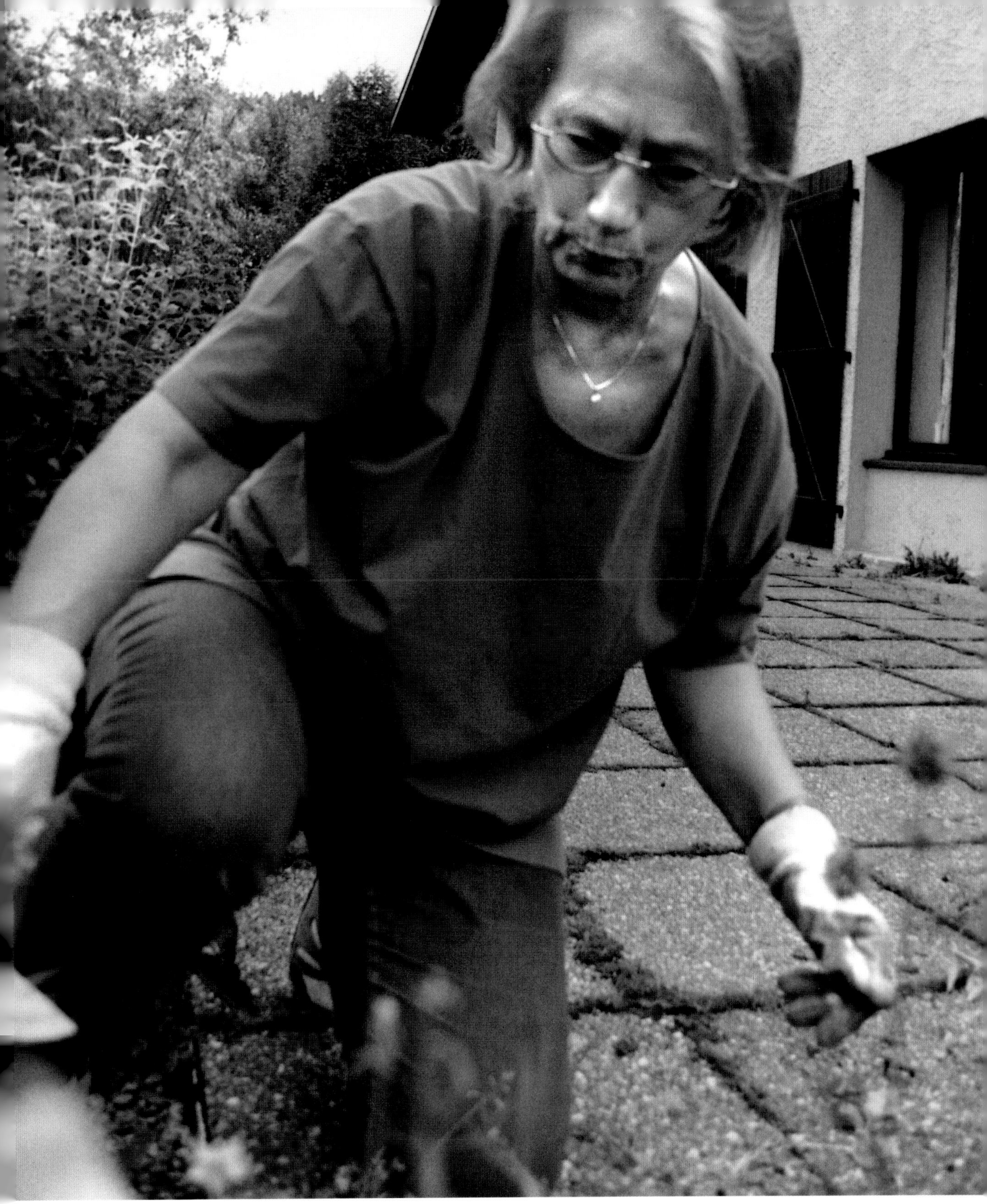

Mit diesem Haus wollten Sie sich einen gemeinsamen Traum erfüllen, Ruhe und Natur zusammen genießen. Wie ist es für Sie jetzt, hier allein zu sein?

Je öfter ich jetzt hier bin, desto mehr fühle ich mich zu Hause. Es fällt mir immer schwerer, nach dem Wochenende zurückzufahren. Solange ich das Gefühl habe, dass dies unser gemeinsamer Traum war, muss ich diesen Traum verwirklichen. Es ist mir deshalb auch egal, dass ich jeden Cent umdrehen muss. Ich habe hier einen Gegenwert. Ich liebe diesen Ort so sehr, dass es für mich wahnsinnig schwer wäre, wenn ich das Haus verkaufen müsste. Und ich tröste mich damit, dass es eigentlich gar nicht verkäuflich ist. Wer kauft das schon?

Spüren Sie H. hier?

Ja, im Garten, wenn ich die Natur genieße. Darin haben wir fast im Wettstreit gelegen. Die Liebe zur Natur hat uns stark verbunden. Deshalb haben wir uns auch dieses Haus zusammen ausgesucht. Ich musste immer mit einer Glocke bimmeln, wenn ich was von H. wollte, und er gerade irgendwo im Dickicht steckte.

Sprechen Sie mit H.?

Ja, für mich ist das Reden mit ihm eine Möglichkeit, zu verarbeiten. Gestern im Garten sagte ich zu ihm: Siehst du H., das könnten wir eigentlich zusammen machen, aber jetzt muss ich das alles alleine machen. In Depressionen falle ich in dem Sinne nicht, obwohl ich gestern nachmittag schon aufpassen musste. Aber ich bin ja so »schrecklich stark«. Eigentlich hätte ich wieder heulen können, danach zumute war mir schon. Aber dann sagte ich mir, warum soll ich jetzt heulen? Ich habe mich immer gegen emotionale Dinge gewehrt. Ich bin dazu erzogen worden, stark zu sein, und ich war auch immer die Starke. Mittlerweile lasse ich diese neuen Gefühle jedoch zu. Und ich bin froh, dass ich nicht alles einfach so abhaken kann.

Gibt es Gegenstände, mit denen Sie starke Erinnerungen an H. verbinden?

Sein Werkzeug. Für die Arbeit hier hatte er sich vieles angeschafft: Sägen, Sense, Messer. Das sind für mich nicht irgendwelche Dinge, das ist mehr als Material. Wenn ich diese Werkzeuge in die Hand nehme, habe ich eine ganz direkte Verbindung zu ihm.

Welche Bedeutung haben Fotografien für Sie?

Wenn ich mir ein Foto anschaue und dabei über das Papier streiche, ist es, als könne ich seine Haut unter meinen Fingern spüren. Er hatte unheimlich schöne Hände, glatte Haut, die man einfach berühren möchte. Auf seinem Kopfkissen liegt ein großes Foto von ihm. Oft sage ich gute Nacht, und wenn ich seine Wange auf dem Foto streichle, habe ich das Gefühl, als würde ich tatsächlich seine Haut berühren. Er ist mir dann körperlich unwahrscheinlich nah.

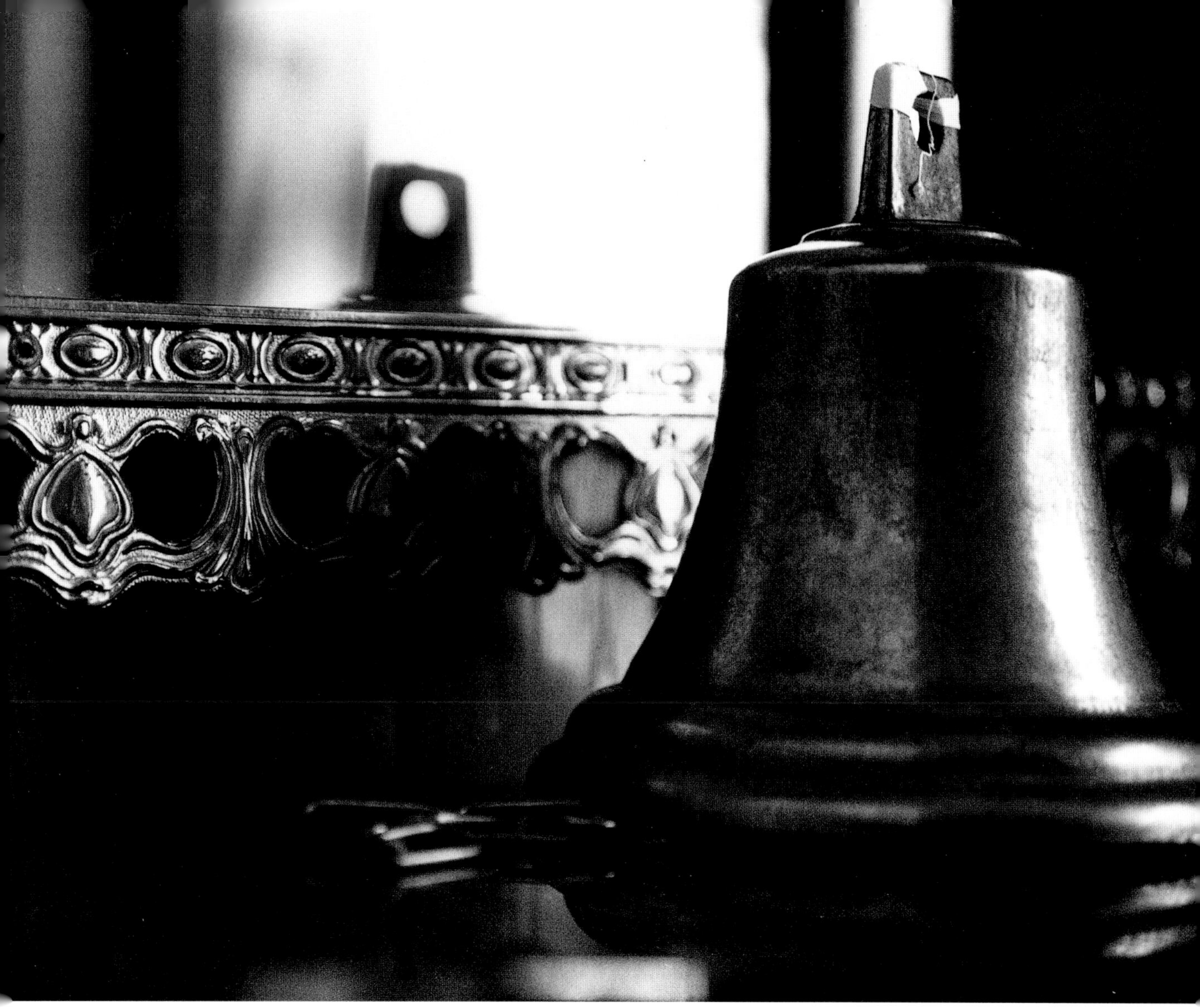

Die Glocke für den Garten

Können Sie sich vorstellen, eine neue Beziehung einzugehen?

Den Gedanken hatte ich in der letzten Zeit schon, ich weiß nicht wieso. Aber allein von der besonderen Beziehung her, die ich zu H. hatte, könnte ich mir das nicht vorstellen. Das käme mir wie Verrat vor. Auch mir selbst gegenüber, weil ich mir nach der Scheidung von meinem ersten Mann schwor: Nie mehr lässt du dich von einem Mann kaputtmachen. Und dann kam H. Ich habe das Lachen wieder gelernt, das war einfach schön. Und ich bezweifle, dass es in einer neuen Beziehung wieder so sein könnte. Man kann so etwas einfach nicht wiederholen. Ich möchte eigentlich lieber alleine bleiben. Das Zusammensein mit einem neuen Mann würde ich als Einbruch in meine Beziehung zu H. empfinden. Momentan ist das für mich so.

Können Sie sich vorstellen, wieder zu fliegen?

Mittlerweile habe ich schon wieder etwas Lust, aber ich bin noch weit davon entfernt, es wirklich zu tun. Nach dem Unfall und bis vor wenigen Wochen sagte ich mir, nein, das ist ein Kapitel, das ich endgültig schließen kann. Das war eine ganz klare Sache für mich: Ich fliege nie mehr. Vielleicht brauche ich es auch wirklich nicht mehr. Vielleicht reicht die Erinnerung daran. Dann lasse ich den Flugschein verfallen. Vielleicht ist aber auch alles einfach noch zu frisch, und es ist noch zu früh, um eine Entscheidung zu fällen. So schönes Wetter wie heute, Sonne, hohe Wolkentürme, ist zum Fliegen ideal.

Wie geht es Ihnen an solchen Tagen?

In den letzten Tagen habe ich immer wieder an die Flugtage denken müssen. H. hat seine Kunstflugvorführungen mit dem Segelflugzeug häufig zur Musik von Neil Diamond und Chris Rea gemacht. Da gibt es sehr sanfte Stücke, die einfach gut passten. Segelflug ist ja auch still. Bei den Vorführungen lief die Musik am Boden über Lautsprecher, am Himmel sah man nur ein weißes Segelflugzeug, das seine Figuren flog. Komisch, es passte immer zusammen, obwohl H. da oben nichts von der Musik hörte. Es war sehr harmonisch. Kunstflugtage haben eine besondere Stimmung. Meistens war frühmorgens noch eine geschlossene Wolkendecke am Himmel, die dann allmählich aufriss. Die Stille, der aufsteigende Nebel, das nasse Gras und die darauf stehenden Maschinen – das kann sich so nicht wiederholen, das ist vorbei. H. war ein Abenteurer, andererseits ist er aber nie ein Risiko eingegangen. Was für andere wie ein Risiko wirkte, war bei ihm immer noch »safe«. Ich habe jedes Abenteuer mitgemacht. Was ich da erlebt habe, oder was wir zusammen erlebt haben, das sind wertvolle Erinnerungen für mich.

Wie gehen Sie mit Ihren Erinnerungen um?

Das Erzählen ist mir wichtig. Das Erlebte aufleben zu lassen, es auch lustig zu erzählen, mich darüber zu freuen, dass das gemeinsame Erleben schön war. Das ist besser, als sich immer nur das Negative vorzuhalten, oder nur den Verlust zu sehen. Einige meiner Bekannten behaupten, ich würde verdrängen. Ich glaube aber nicht, dass eines Tages das böse Erwachen für mich kommen wird. Ich denke, ich habe einfach meine eigene Art, damit umzugehen. Meine Erinnerungen an H. sind positiv. Der Tod, so tragisch er einerseits ist, hat andererseits eine Höherbewertung der schönen Dinge mit sich gebracht. Ich weiß, dass sich das Erlebte für mich nie wiederholen wird. Dadurch wird es um so wertvoller für mich.

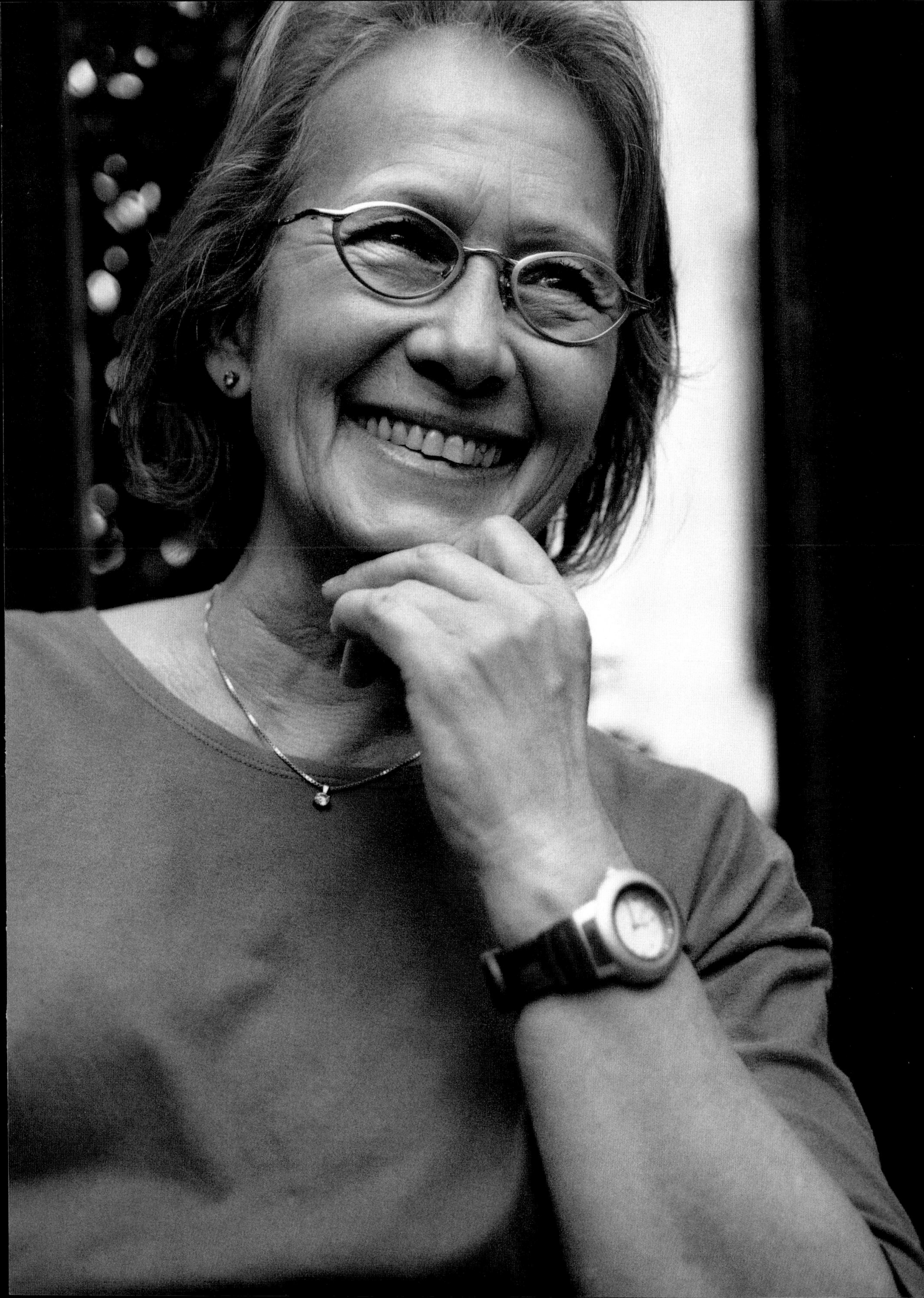

*»Tod und Lachen
müssen sich nicht ausschließen«*

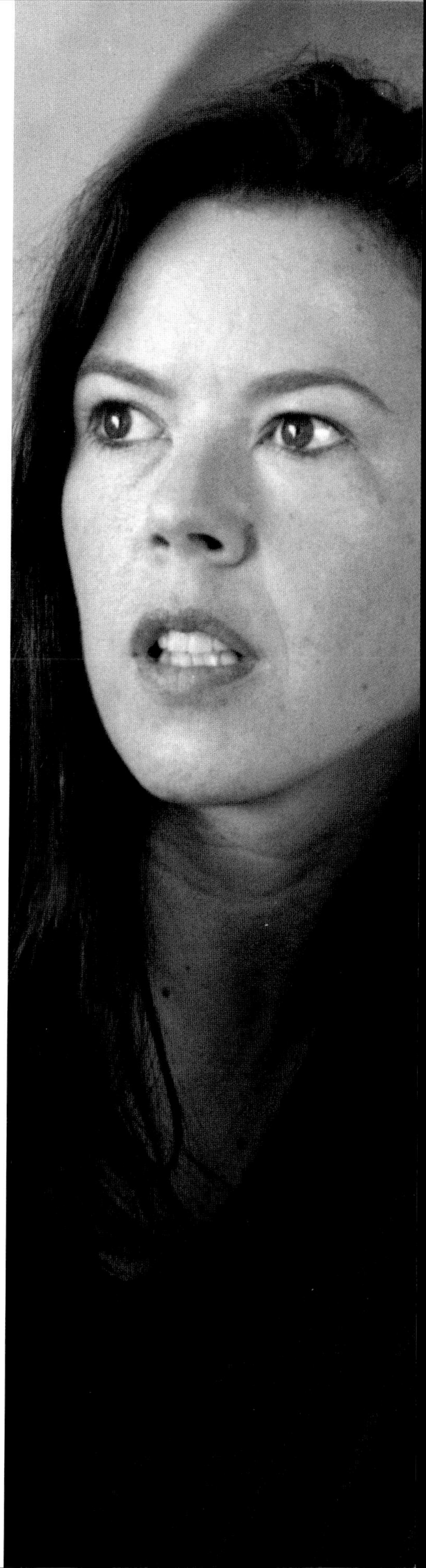

Oben links im übervollen Bücherregal steht ein rundes schwarzes Schild mit weißer Aufschrift: I'm not dead, heißt es dort. Professor Gunter H. hat das Schild von Studenten anlässlich seines fünfzigsten Geburtstages geschenkt bekommen, als er ein Jahr als Austauschprofessor für Illustration in Amerika verbrachte. Nach dem Tod ihres Mannes hat Ulla Engelhardt, 39, es bewusst dort stehen lassen, denn, so sagt sie, die Aussage stimmt immer noch. Sie ist zu einem Synonym für den Umgang des Paares mit der Krankheit ALS, Amyotrophe Lateralsklerose, geworden, einer unheilbaren neurologischen Erkrankung der Muskeln, die sich langsam aber unaufhaltsam zurückbilden. An dieser Krankheit ist Gunter H. am 13. November 2001 gestorben. Der schwarze Humor, mit dem Ulla Engelhardt und Gunter H. sich über die Krankheit unterhielten, war für Freunde, Therapeuten und das Pflegepersonal schwer einzuordnen. Doch den beiden half diese Art von Humor, eine Brücke zu schlagen, und sie kamen auf diese Weise oft vom Heulen zum Lachen.

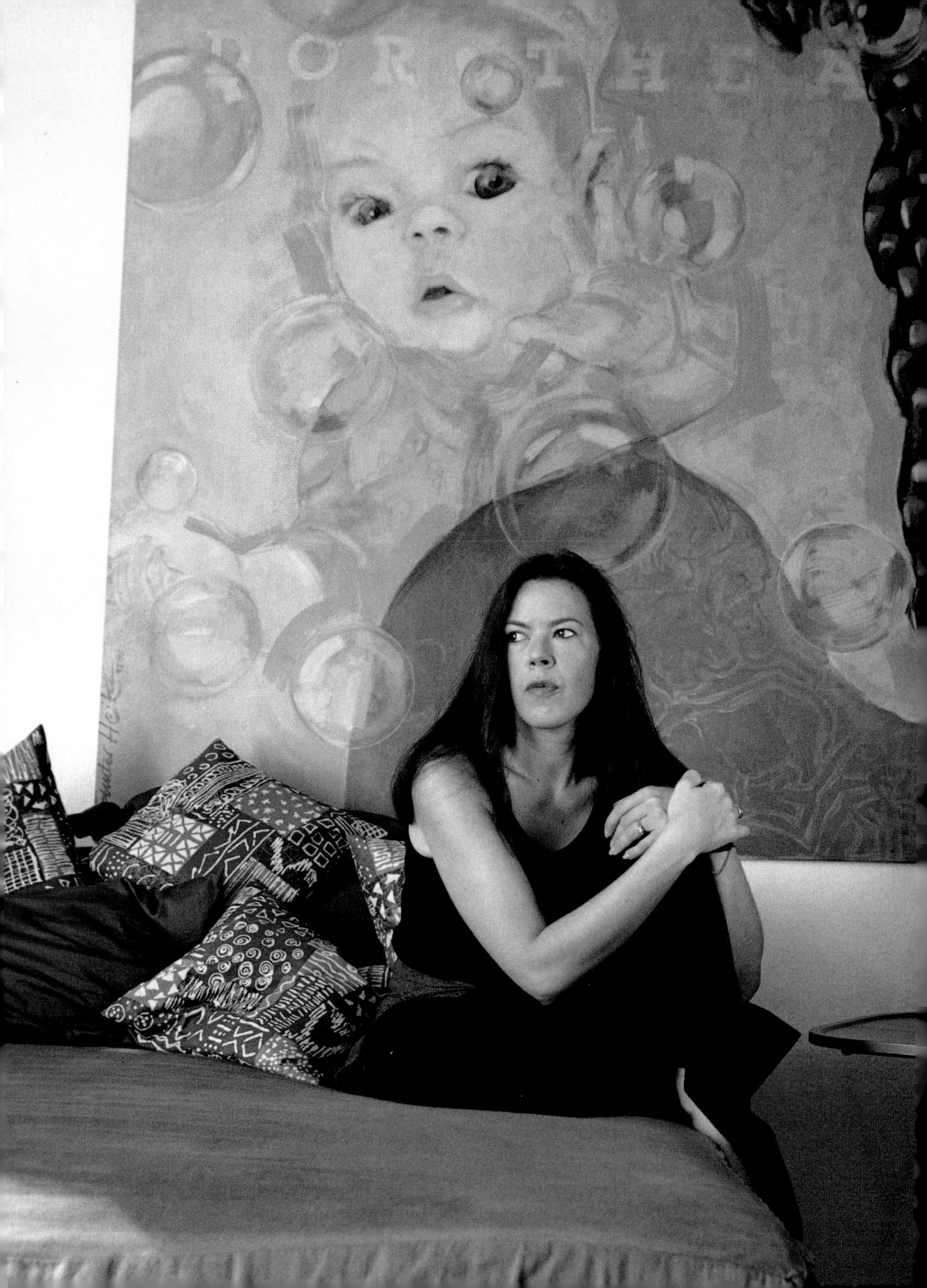

9. August 2002

Gunter war vierundzwanzig Jahre älter als du. Wie hat sich dieser Altersunterschied im Zusammensein bemerkbar gemacht?

Der Austausch unserer unterschiedlichen Lebenserfahrungen brachte viel Spannung und Nähe in unsere Beziehung. Wir haben bei sehr vielen Dingen gleich getickt, zum Beispiel bei Klängen, Stimmungen, bei der Art und Weise des Sehens. Ich war mir ganz schnell sicher: Mit dem Mann willst du leben, der ist es. Wir haben sehr viel unternommen, waren dauernd unterwegs. Und ich lebe ja nicht dreizehn Jahre mit jemandem zusammen, weil ich den Papa suche.

Was hast du gedacht, als du von der Krankheit erfahren hast?

Schon ganz am Anfang unserer Beziehung habe ich für mich erkannt und akzeptiert: Mit diesem Mann wirst du nicht alt. Er mit dir schon, aber du mit ihm nicht. Ich habe mich früh von dieser netten romantischen Vorstellung verabschiedet, Händchen haltend mit grauem Haar irgendwo zusammen zu sitzen und sich an das gemeinsame Leben zu erinnern. Elf Jahre später, als wir die Diagnose ALS bekamen, und ich begriff, was das heißen würde, mir aber auch gleichzeitig klar wurde, dass diese Erkrankung nicht altersbedingt ist, war ich sauer. Ich hatte mich doch schon damit abgefunden, für diesen Mann und für das, was wir zusammen leben wollten, weniger Zeit zu haben als andere. Trotzdem wollte ich ihn. Und nun diese Krankheit, die nichts mit unserem Altersunterschied zu tun hatte, und wo unsere Tochter gerade erst fünf Jahre alt war. Das fand ich unfair.

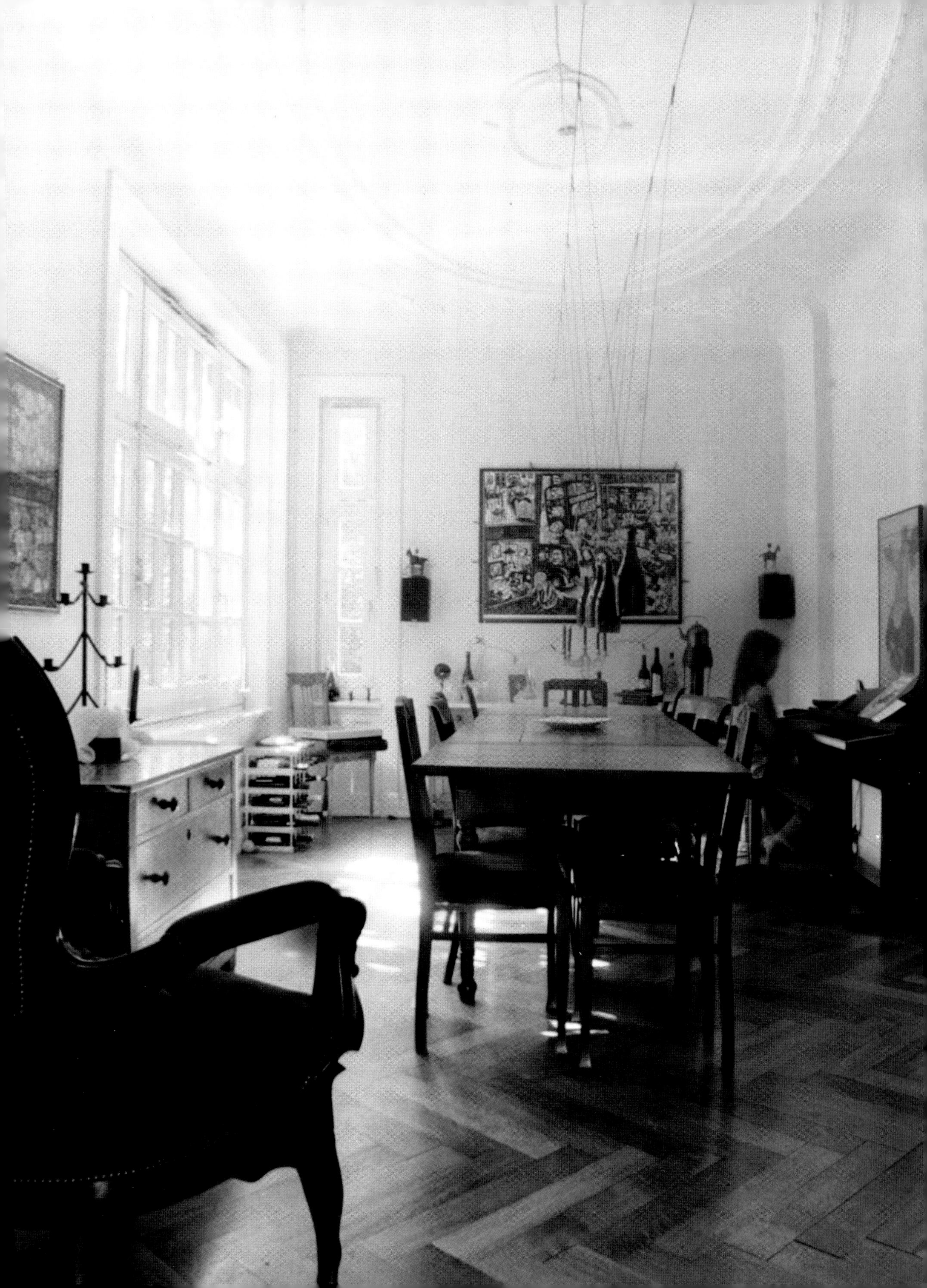

Wie habt ihr die Krankheit gemeinsam erlebt? Habt ihr darüber gesprochen?

Man kann nicht ständig darüber reden. Aber man kann versuchen, das Thema zuzulassen. Die Krankheit soweit in das tägliche Leben einzubeziehen, dass sie Teil davon wird und dadurch im Alltag wieder einen begrenzten Platz zugewiesen bekommen kann. Wie mit einem Kind, das mit mir spielen will und solange bettelt, bis ich mir endlich die Zeit nehme, mit ihm zu spielen. Aber so, dass ich dann auch wirklich mit Kopf, Herz und Seele dabei bin. Danach ist das Kind dann plötzlich wieder ruhig und kann sich allein beschäftigen. Auf eben diese Weise war die Krankheit nicht in jedem Gedanken drin, sondern hatte ihren Platz und ihre Zeit.

Die Diagnose ALS lässt keinen Raum für Hoffnung. Wie siehst du die zweieinhalb Jahre der Krankheit aus heutiger Sicht?

Der Weg ist das Ziel – dieser Spruch ist nicht neu, aber für unsere Situation war er einfach treffend. Uns war das Ziel dieser Krankheit bewusst. Aber ich wollte da natürlich nicht hin. Für mich – für Gunter noch in ganz anderer Weise – ging es darum, sich der Krankheit »zu stellen«. Auch wenn ich die Krankheit verdränge, ignoriere, läuft die Zeit weiter. Und wenn wir die Zeit nicht nutzen, ist sie für uns verloren. Alles, was wir also haben, ist der Weg. Der Verlauf war dabei ja schon vorgegeben, zum Beispiel, dass Gunter schon bald nach der Diagnosestellung im Rollstuhl sitzen würde – tatsächlich dauerte es vier Monate, bis es soweit war. Und dass seine Kraft immer mehr nachlassen würde, dass seine Möglichkeiten immer eingeschränkter würden. Fast trotzig haben wir versucht, jeden Tag auszunutzen. Und manchmal kam die Panik, dass die Krankheit schneller sein könnte als wir, dass wir hinterherhängen und es gar nicht erst schaffen, den Tag zu leben.

Was ist aus dieser Zeit für dich geblieben?

Die Freude darüber, dass wir die Zeit von Gunters Krankheit zu einem großen Teil gemeinsam erleben konnten. Wir haben den Tod wirklich als Ziel begriffen und konnten trotzdem den Weg leben. Wenn mir das erst kurz vorm Ziel bewusst geworden wäre, hätte ich nach Gunters Tod sicher sehr viel stärker damit zu kämpfen gehabt.

Habt ihr versucht, euch auf den Tod vorzubereiten, über eure Ängste zu sprechen?

Konkret vorbereiten kann man sich auf eine solche Situation nicht. Aber man kann drumherum denken. »Durchspielen« ist so ein blödes Wort, aber darum geht es: sich damit schon beschäftigen zu können. Das hat mir nach Gunters Tod sehr geholfen, mit Trauer, Abschied und Loslassen klarzukommen. Das Reden über die Ausweglosigkeit der Situation hat uns ebenfalls geholfen. Wir haben offen über sehr schwierige Themen geredet; insofern haben sich fast zwingend auch Gespräche entwickelt über Dinge wie, dass ich danach erstmal wieder auf die Beine kommen muss, dass ich doch noch nicht so alt bin und vielleicht noch mal jemand auftauchen wird. Obwohl Gunter das Thema selbst anging, fiel ihm das Reden gerade darüber nicht leicht. Er war eifersüchtig – schon vorher. Er wollte sich nicht wirklich vorstellen, dass vielleicht irgendwann jemand nach ihm da sein würde. Aber vor allem bedeutete es ja für ihn auch »loslassen«.

Wie bist du mit diesen Gedanken umgegangen?

Es waren eigentlich vor allem meine Gedanken. Denn ein Danach gab es ja nur für mich. Es ging nicht um einen Zeitpunkt – ich wollte erstmal wieder »stehen«. Ich habe nicht gesagt, das wird nicht passieren. Ich konnte mir vorstellen, irgendwann eine neue Beziehung zu haben, weil ich gerne mit jemandem zusammenlebe. Ich habe mir einfach nur gewünscht, irgendwann jemandem zu begegnen, mit dem ich schöne Momente erleben kann, mit dem ich etwas teilen kann. Ich war aber völlig überzeugt, dass mir so etwas wie mit Gunter nicht noch einmal begegnen würde. Ich war mir ganz sicher: Er war der Mann meines Lebens. Ich hätte ihn nur gerne etwas länger gehabt.

Gunter ist zu Hause gestorben. Sein Bett steht heute noch mitten im Wohnzimmer. Wie bist du auf die Idee gekommen, Gunter nach seinem Tod zu fotografieren?

Meine Freundin Uta legte mir das nahe: Wer weiß, ob du diese Bilder jemals nochmal ansehen wirst. Aber vielleicht hast du irgendwann das Bedürfnis dazu, oder deine Tochter möchte diese Bilder sehen; wenn du es kannst, dann mach es. Gunter hörte mitten in der Nacht einfach auf zu atmen. Gleichzeitig mit dem Schmerz war da eine große Erleichterung. Das hat etwas Paradoxes, es klingt so, als sei ich froh gewesen, dass er endlich gestorben war. Aber für mich bedeutet es einfach, das ich »gut« war mit der Situation und damit, wie alles schließlich passiert war. Den Rest der Nacht bin ich bewusst allein mit ihm geblieben, bevor ich morgens unsere Tochter geweckt habe. In der Zeit habe ich ihn auch fotografiert. In diesen Bildern, die ich da nachts gemacht habe, finde ich ihn aber nicht mehr.

Ihr habt eure Tochter Ella in den ganzen Prozess des Abschiednehmens miteinbezogen. Wie ist sie damit umgegangen?

Ella hat mir am Tag von Gunters Tod so viele Sorgen, so viele Entscheidungen abgenommen. Sie kam auf mich zu und bat um ein Foto von sich und ihrem toten Papa. Dabei sind Bilder entstanden, in denen ich Gunter noch einmal als ganz hier empfinde. Ella wollte auch eine Haarsträhne von Gunter haben. Sie war schon fast dabei, ihm mit einer Schere ganz vorn an der Stirn ein Haarbüschel abzuschneiden. Da musste ich losprusten, während ich sie zurückhielt: Warte mal, lieber etwas mehr von hinten – das sieht doch sonst zu komisch aus! Und plötzlich saßen wir zwei da auf dem Bett und haben nur noch gelacht. Das tat so gut. Und es schloss sich gar nicht aus. Das habe ich auch gespürt bei allem, was danach kam: Beerdigungsinstitut, Beerdigung, aber auch später, in ganz emotionalen Momenten. Ich merkte, dass sich Tod und Lachen, Tod und Leben nicht ausschließen müssen. Für mich ist das eine Klammer geworden.

Wie bist du mit Gunters Sachen umgegangen?

Ich hatte das Gefühl, seine Sachen nicht ausräumen zu müssen. Nicht, weil ich noch etwas behalten wollte, sondern weil ich fühlte, dass sie hierher gehören. Ich habe das sogar sehr genossen – die Aura, die Vertrautheit, die mir die Dinge gegeben haben. Ich habe auch gemerkt, dass das für Ella wichtig war. Gunters Sachen waren immer mal wieder ein Anstoß für uns, über ihn zu reden. Es war ganz selbstverständlich, zu sagen: Holst du mir bitte mal die Schere von Papas Schreibtisch. Ich vermute, auch den Schreibtisch werde ich immer behalten. Wichtig ist das Gefühl, das die Dinge mir geben. Im ersten halben Jahr habe ich intensiv an der neuen Situation gearbeitet. Und irgendwann habe ich das erste Mal gemerkt, wie es tatsächlich ist, wenn er nicht mehr bei mir ist. Die Zeit abends habe ich gefüllt mit dem Durchsehen von Schränken, mit Briefelesen, Herumsitzen und Weinen. Kein verzweifeltes Weinen – ich konnte dabei wieder seine Nähe spüren. In seinen Zeichnungen habe ich entdecken können, wie er vor der Krankheit war. Da kam schon auch der Schmerz hoch, wenn ich dachte: Jetzt habe ich Zeit, bin langsam wieder entspannt, der Druck ist weg, wir könnten endlich wieder das machen, was wir vorher immer machen wollten – und jetzt bist du nicht mehr da.

Du arbeitest aktiv an der Internetseite verwitwet.de mit.
Wie kamst du auf diese Seite?

Relativ bald nach Gunters Tod bekam ich diesen Tipp von meiner Schwester. Schon während der Krankheitszeit hatten mehrere Freunde angeregt: Such dir doch einen Therapeuten – da kannst du drüber reden, Hilfe bekommen. Das stellte sich aber als schwierig und zeitaufwendig heraus. Es gab so viel anderes zu klären. Es war schier unmöglich, im Zeitnotstand noch die Ruhe aufzubringen, um vom einen zum anderen zu rennen, bis man jemand Geeigneten findet. Den, den ich dann doch gefunden hatte, wollte allerdings die Krankenkasse nicht bezahlen, weil er nicht auf ihrer Liste stand. So etwas wollte ich nicht noch mal mitmachen. Von anderen Witwen und Witwern hörte ich, wie sie für sich immer wieder an Grenzen kommen. Freunde klinken sich aus und meinen, dass nun langsam mal Schluss sein müsse mit der Trauer. Der Wunsch, über das Erlebte zu reden, ist aber nicht zeitlich begrenzbar. Das dauert einfach. Ich hatte das Glück, dass meine Freunde und meine Familie so nahe bei mir waren und mich auf eine Weise begleitet haben, dass ich nichts vermisst habe. In dieser Hinsicht ist die Trauerarbeit für mich eher problemlos verlaufen. Wenn im Freundeskreis das Gespräch mal auf das Thema kam, wurde das eher von der anderen Seite angestoßen, meine Freunde fragten mich, wie es mir geht, oder wie ich klar komme. In puncto Reden und Austausch war die Erfahrung auf der Internetseite, gerade in den ersten Monaten nach Gunters Tod, für mich sehr wichtig. Dort kommt man gar nicht in die Situation, sich zu

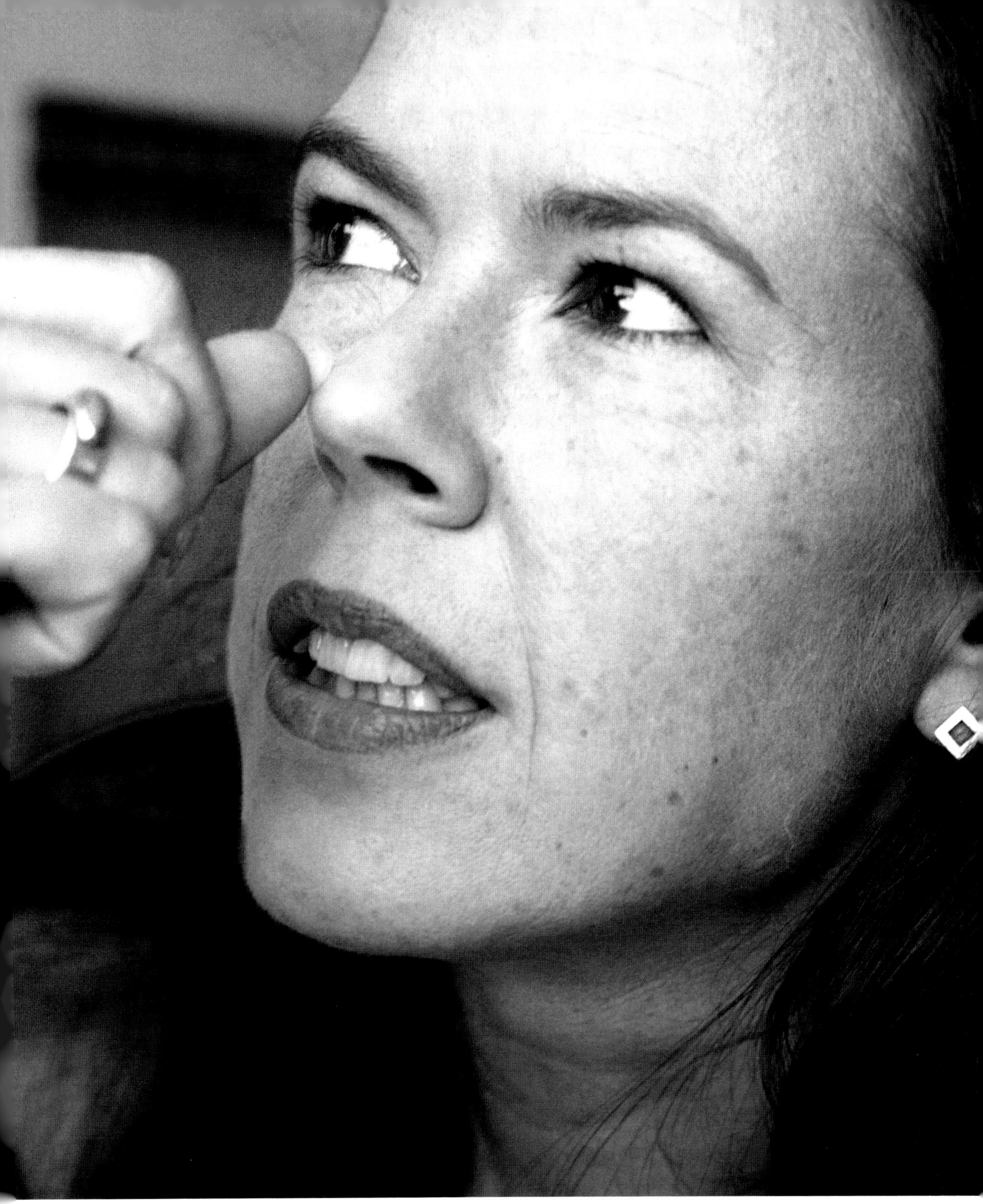

fragen: Kann ich schon wieder mit meinem Problem anfangen? Man findet immer jemanden mit offenen Ohren, beziehungsweise Augen. Im Chat von verwitwet.de habe ich auch zum ersten Mal wieder frei und herzlich gelacht – morgens um zwei, drei Uhr. Wirklich Tränen gelacht, sodass alle Knoten platzten. Ich genoss es, dass dort Menschen waren, die genau die gleichen Probleme hatten, im gleichen Lebensabschnitt waren wie ich. Man kann förmlich durch den Bildschirm spüren, dass jeder, der davor sitzt, auch das Bedürfnis nach Austausch, Trost, Lachen, Blödeln, Loslassen hat. Nach einer Pause, einer Pause zwischen schweren Gedanken. Der Austausch über diese Plattform hat mich, glaube ich, vor dem »tiefen Loch« bewahrt. Er hat genau die Zeiten ausgefüllt, in denen das Fallen stattgefunden hätte: Der Tag ist angefüllt mit Arbeit, Schule und »Zettel abhaken«, mit Anrufen und Besuchen. Aber abends, wenn auch das Kind im Bett ist, ist man allein.

Was ist das Besondere an dieser Art von Austausch?

Er bietet so viele individuelle Möglichkeiten. Die Situationen, aus denen heraus Leute auf diese Seite kommen, sind extrem unterschiedlich. Es gibt kaum gleiche Situationen, und wenn ich mal ähnliche sehe, dann sind die Menschen, denen es passiert, wieder verschieden und gehen anders mit ihrer Trauer um. In dem Chat aber finden sich Leute, die sich in ihrer Art der Trauer ähnlich sind, die die gleichen Wege gehen. Diese Plattform macht Kontakte sehr viel einfacher, weil man in seinem gewohnten Umfeld bleiben kann. Ich habe dort die Möglichkeit, mich in einem geschützten Rahmen mit anderen Menschen auszutauschen. Und das stundenlang. Einfach erzählen, nicht immer nur ernst und dunkel, sondern man kann auch rumblödeln, Spaß haben an diesem Computertechnikzeugs und ähnlich wie in einer Comedy eineinhalb Stunden lang nur Blödsinn machen. Das entkrampft unheimlich. Und wann immer ich will, kann ich mich da auch wieder ausklinken.

Wie weit warst du mit der Verarbeitung deiner Trauer, als du Nicolai getroffen hast, mit dem du eine neue Beziehung eingegangen bist?

Als ich Nicolai traf, war ich gerade dabei, wieder »selbst stehen« zu wollen. Ich wollte versuchen, mich auch allein wieder »ganz« zu fühlen, Dinge, die wir sonst gemeinsam unternommen haben, allein zu tun. An dem Abend, an dem wir uns trafen, hatte mir eine Freundin, die mit mir zu einer Musikveranstaltung gehen wollte, abgesagt, und ich bin trotzdem losgegangen, mit dem Vorsatz: Ich will das jetzt allein können.

Was haben die Gefühle für Nicolai in dir ausgelöst?

Ich war verwirrt: Was passiert da, ohne dass ich selbst Einfluss auf Dinge, Gefühle oder Reaktionen habe? Wenn ich meine eigenen Gedanken durchging, konnte ich immer nur feststellen: Eine neue Beziehung geht gar nicht. Und doch, es war da, es passierte einfach. In der Anfangszeit haben Nicolai und ich sehr viel darüber ge-

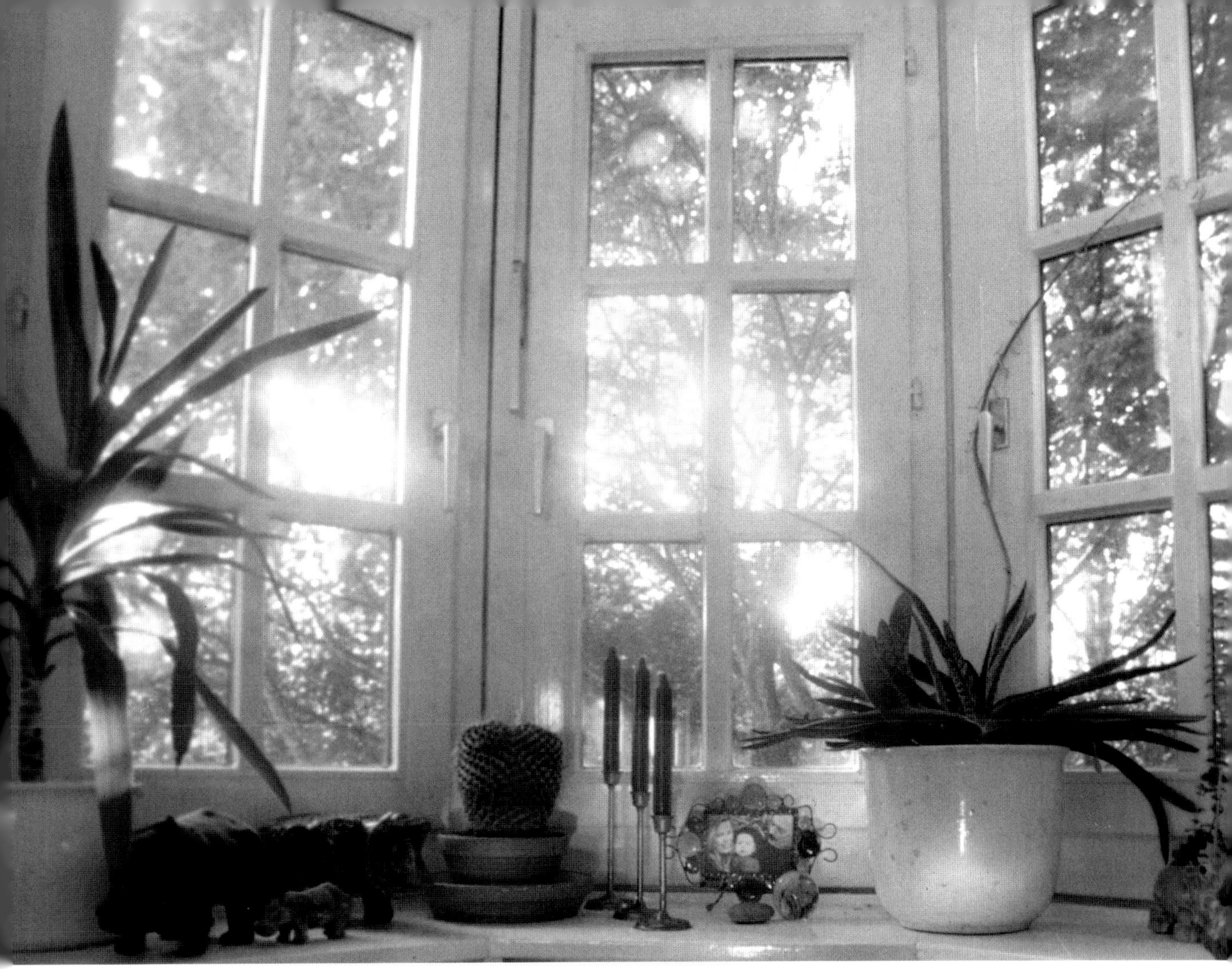

Foto von Gunter H. mit Frau und Tochter

sprochen, uns ausgetauscht. Alle Zweifel, die ich hatte, die wir hatten, haben sich in unglaublich schneller Zeit aufgelöst. Es gibt keine Zufälle. Ella war so ein Punkt: Wenn sie mit dieser neuen Beziehung nicht hätte umgehen können, dann wäre es nicht gegangen – auch wenn es mir das Herz umgedreht hätte. Aber es war wie zwei ineinandergreifende Zahnräder: Alles hat gepasst, ohne dass wir daran herumschleifen mussten. Ich glaube, es gibt keine Zufälle.

Nicolai und du, ihr habt beide eure Partner verloren. Hat eure Beziehung dadurch eine andere Qualität?

Durch das, was ich mit Gunter erlebt habe, sind meine Ängste konkreter geworden, trotzdem bestimmen sie nicht mein Leben. Wir beide wissen – oder zumindest ist das sehr wahrscheinlich –, dass wir nicht am gleichen Tag sterben werden. Ich habe natürlich die Angst, noch einmal jemanden zu verlieren, der mir so nahe gekommen ist wie Nicolai. Er kann nicht den gleichen Platz einnehmen wie Gunter, aber einen eigenen, ebenso besonderen. Die Situation, in der ich vorher gelebt habe, war so selbstverständlich. Das hat sich völlig geändert. Ich nehme bewusster wahr, spreche Dinge direkter an, lasse nicht zu, dass sich Probleme aufstauen. Dadurch erlebe ich unsere Beziehung offener. Es ist jetzt für mich ein Plus an Genießen. Ich finde es wichtig, trotz dieser Ängste den Tag zu leben, im Jetzt zu sein.

Wie erlebt ihr eure Beziehung?

Wir haben beide das Bild im Kopf, dass wir zu viert sind. Ohne Blödsinn, ich habe das Gefühl, ich kenne Olga, Nicolais verstorbene Frau. Ich habe Fotografien gesehen. Wichtiger ist mir aber, dass ich aus dem, was Nicolai erzählt, ein Gefühl für sie bekommen habe. Dadurch »kenne« ich sie, und sie gehört dazu. Unser Gefühl ist, dass die beiden Seelen, Olgas und Gunters, »gut« damit sind, wie es jetzt ist. Fakt ist, Nicolai und ich hätten uns nicht getroffen, wenn irgendein Glied dieser Ereigniskette anders gewesen wäre. Ich dachte schon, dass irgendwann wieder jemand auftauchen würde, konnte mir das in dem Moment aber nicht vorstellen. Vor allem hatte ich überhaupt keine Lust, in einer neuen Beziehung wieder bei A anzufangen und – Verliebtsein hin oder her – sich erst wieder ganz neu entdecken zu müssen. Das ist zwar einerseits eine tolle Sache, aber ich vermisste die Vertrautheit mit Gunter. Dass da jemand ist, der mich so kennt, wie er mich kannte. Bei dem ich mich nicht erklären muss. Und deshalb war das, was passierte, so verrückt. Mit Nicolai hatte ich den Eindruck, wir steigen nicht bei A ein, sondern mindestens schon bei G. Das ging so weit, dass ich von ihm eine SMS bekam: Schönen Gruß von meiner Ma an deine Eltern! Ich schrieb zurück: Wie?? Deine Mutter kennt meine Eltern? Wir kommen aus der gleichen Stadt und haben gemerkt, wir kennen die gleichen Leute, und sogar unsere Eltern kennen sich, ohne dass wir davon wussten. Und das, nachdem wir uns nach zwanzig Jahren in einer anderen Stadt auf einer Musikveranstaltung einfach über den Weg gelaufen sind.

Wie erlebt euer Umfeld eure neue Beziehung?

Das Zusammensein von Gunter und mir hielten einige Menschen um uns herum aufgrund des Altersunterschiedes anfangs für schwierig oder sogar für nicht möglich. Sie gaben uns wenig Chancen, wenig Zeit. Und jetzt war es wieder ähnlich, allerdings vor einem ganz anderen Hintergrund. Das war überhaupt nicht böse gemeint, es war mehr ein Nicht-Fassen-Können der Situation. Freunde und Bekannte, die die Geschehnisse nicht einordnen konnten, dachten, das kann nicht klappen. Uns ging es ja ähnlich. Und dieses Erleben war ähnlich wie mit Gunter: Man muss nicht unbedingt verstehen warum, es ist eben einfach so. Es reicht, wenn man sich sicher fühlt und anderen Leuten dadurch vermitteln kann: Das ist genau so in Ordnung.

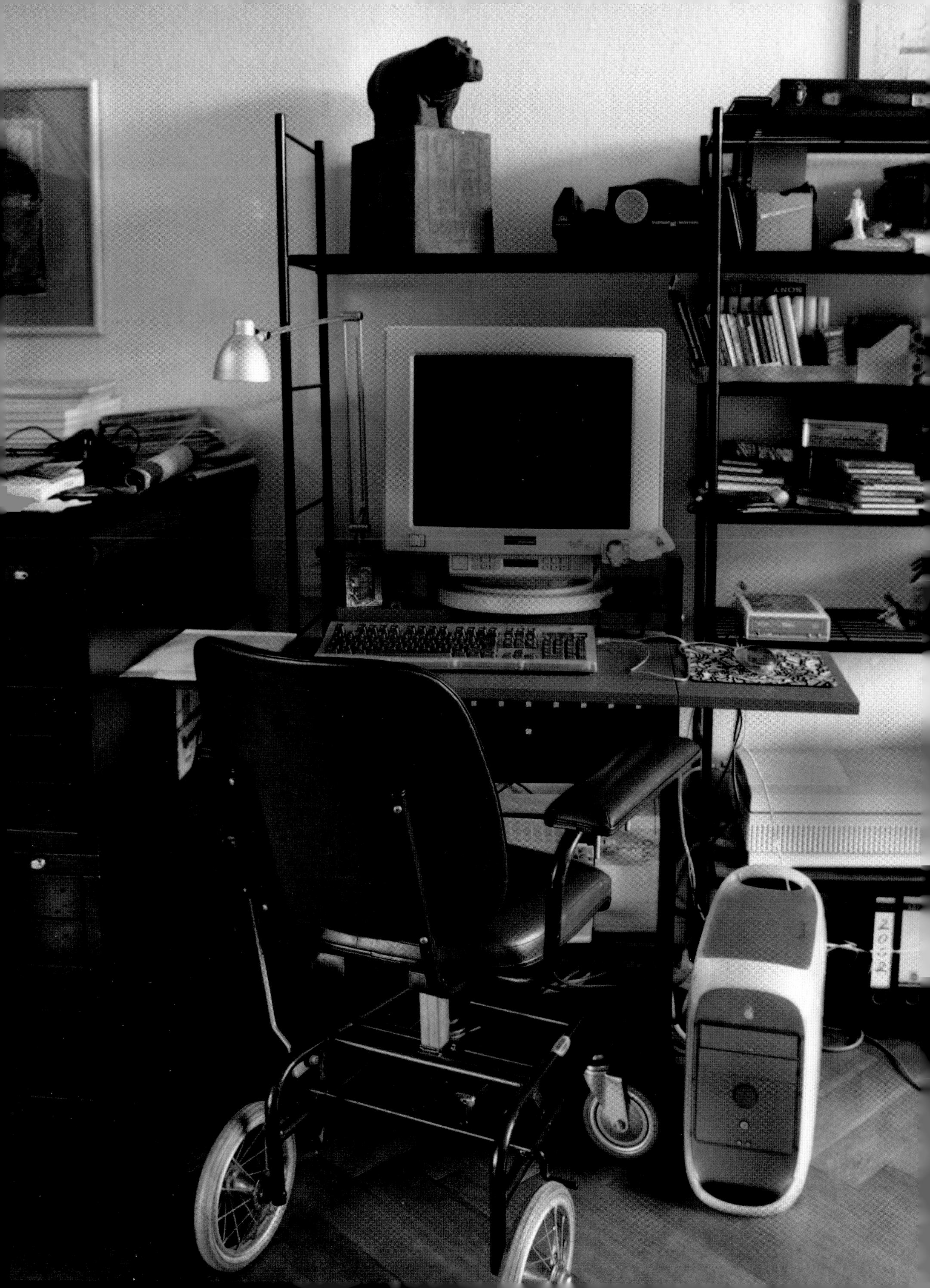
2002

Was meinst du aus deiner heutigen Sicht, wie man in einer Beziehung mit dem Thema Tod umgehen sollte?

Den offenen Umgang mit Themen wie Sterben und Tod kann ich anderen Menschen nur in Bezug auf meine eigenen Erlebnisse mit Gunter vermitteln. Die Entscheidung, wie man in seiner Partnerschaft damit verfährt, muss jeder für sich selbst treffen. Ich will damit keine Angst schüren, mir ist nur wichtig, dass die Leute sich damit überhaupt auseinandersetzen. Denn die Tendenz, sich vor dem Tod zu verstecken, sich zu verschließen, die Gedanken daran beiseite zu schieben, ist einfach riesengroß. Doch eine Konfrontation findet auf jeden Fall irgendwann statt. Und wenn man sich vorher damit auseinandersetzt, kann man für sich und andere den direkten Umgang mit Krankheit, Tod und Abschied in gewisser Weise etwas leichter machen. Man kann vom anderen erfahren, wie er sich bestimmte Dinge vorstellt, man kann rein rechtliche Fragen regeln. Fast alle machen Eheverträge, aber die wenigsten kümmern sich um Patientenverfügungen. Dabei kann man sich damit vieles erleichtern. Es geht darum, keine Angst vor diesem Thema zu haben. Generell ist der Umgang mit allem, was den Tod betrifft, in unserer Gesellschaft sehr dürftig und mit vielen Ängsten behaftet. Aber diese Art Angst vor dem Tod empfinde ich als sehr diffus. Die Auseinandersetzung kommt gar nicht erst bis an den Punkt: Wie sterbe ich? Wie wird mein Tod sein? Allein die Angst vor dem Thema macht den Weg dahin schon vorher dicht. Dabei gehört es zum Leben dazu. Und dann ist da auch die Frage, was wir unseren Kindern vermitteln. Leben ist Anfang und Ende, ist ein Zyklus. So etwas wird im Biologieunterricht vielleicht mal angesprochen, wenn der Hase stirbt, oder das Meerschweinchen tot im Käfig liegt. Aber das geht nicht soweit, dass der Tod tatsächlich in das eigene Leben gelassen wird, integriert wird. Wie bei kleinen Kindern, die Verstecken spielen und sich dafür einfach die Augen zuhalten. Es ist immer wieder verblüffend zu sehen, dass Erwachsene das noch genauso hinkriegen. Ich sehe mich weit entfernt von der Weisheit, aber ein bisschen schlauer haben meine Erfahrungen mich vielleicht gemacht.

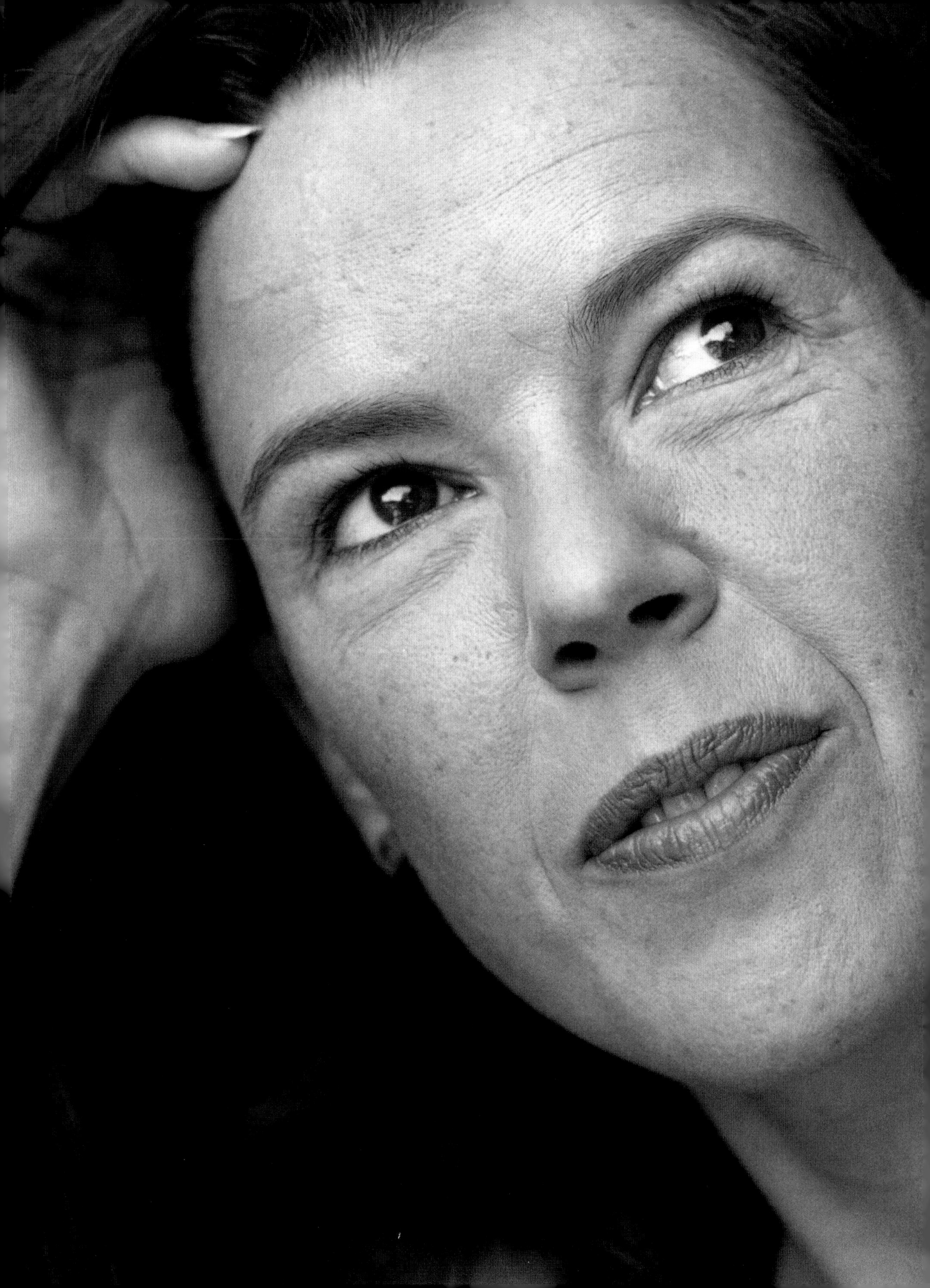

»Ich bin der Hüter dieser Erinnerung«

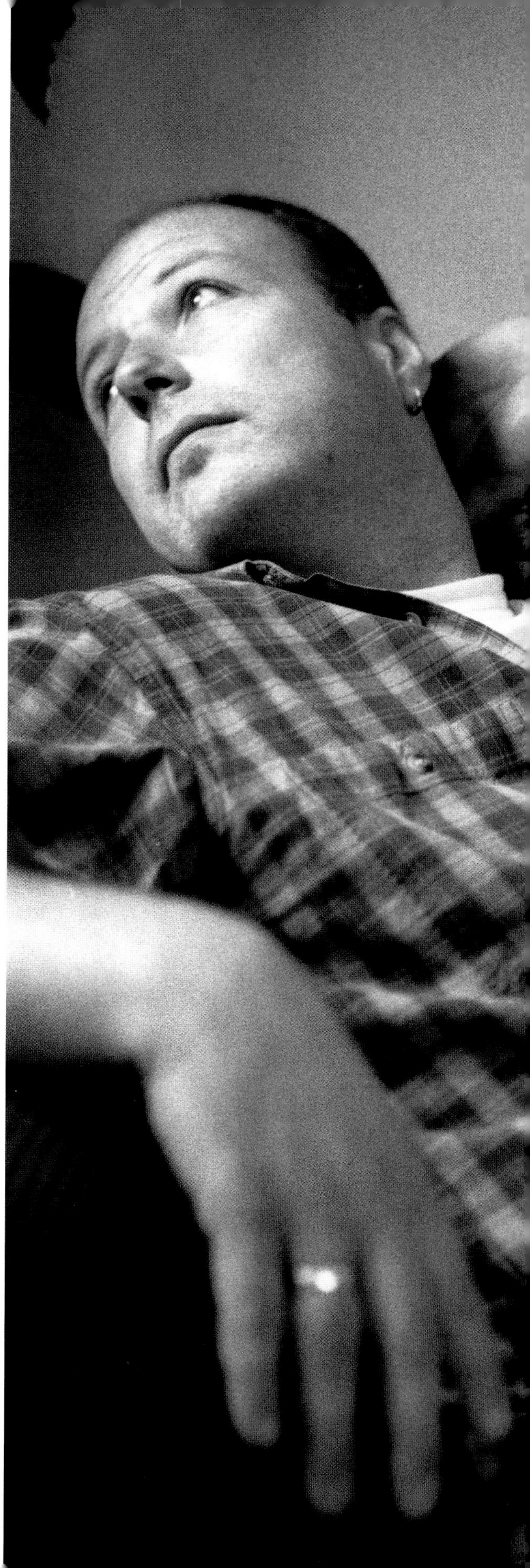

Steffen Brammer, 40, zeigt mir ein, wie er sagt, aktuelles Bild seines verstorbenen Freundes Heinrich. Auf einem Felsen am Meer sitzt ein junger Mann mit nacktem Oberkörper und blickt verwegen nach oben in die Kamera. Die Fotografie konnte Steffen Brammer zwar retten, doch auf dem Bild klebt ein ölig-brauner Rußfilm – vom Schwelbrand in der Wohnung des Freundes. Durch dieses Foto wird Heinrich in der Erinnerung von Steffen Brammer immer dasselbe Alter und Aussehen behalten. Mehr als zehn Jahre sind seit dem gemeinsamen Urlaub am Meer vergangen. Beim Jahreswechsel 1991/1992 hatte sich Steffen Brammer nach einem Streit von seinem Freund Heinrich getrennt. Er war allerdings bereit, die Beziehung nach einer Aussprache weiterzuführen. Doch dazu kam es nicht mehr. Als er wenige Stunden nach dem Streit zu Heinrich zurückkehrte, wurde ihm schnell klar, dass der Brandgeruch, der aus der Wohnung kam, nicht normal war. Heinrich starb am 1. Januar 1992. Seinen Leidensweg hatte er minuziös in einem Abschiedsbrief festgehalten. Er hatte den Ofen aus der Wand gerissen, um die Abgase in die Wohnung ziehen zu lassen, und sich die Pulsadern aufgeschnitten. Die Erinnerung daran überkommt Steffen Brammer im Winter häufig, wenn er den Geruch schlecht ziehender Öfen wahrnimmt.

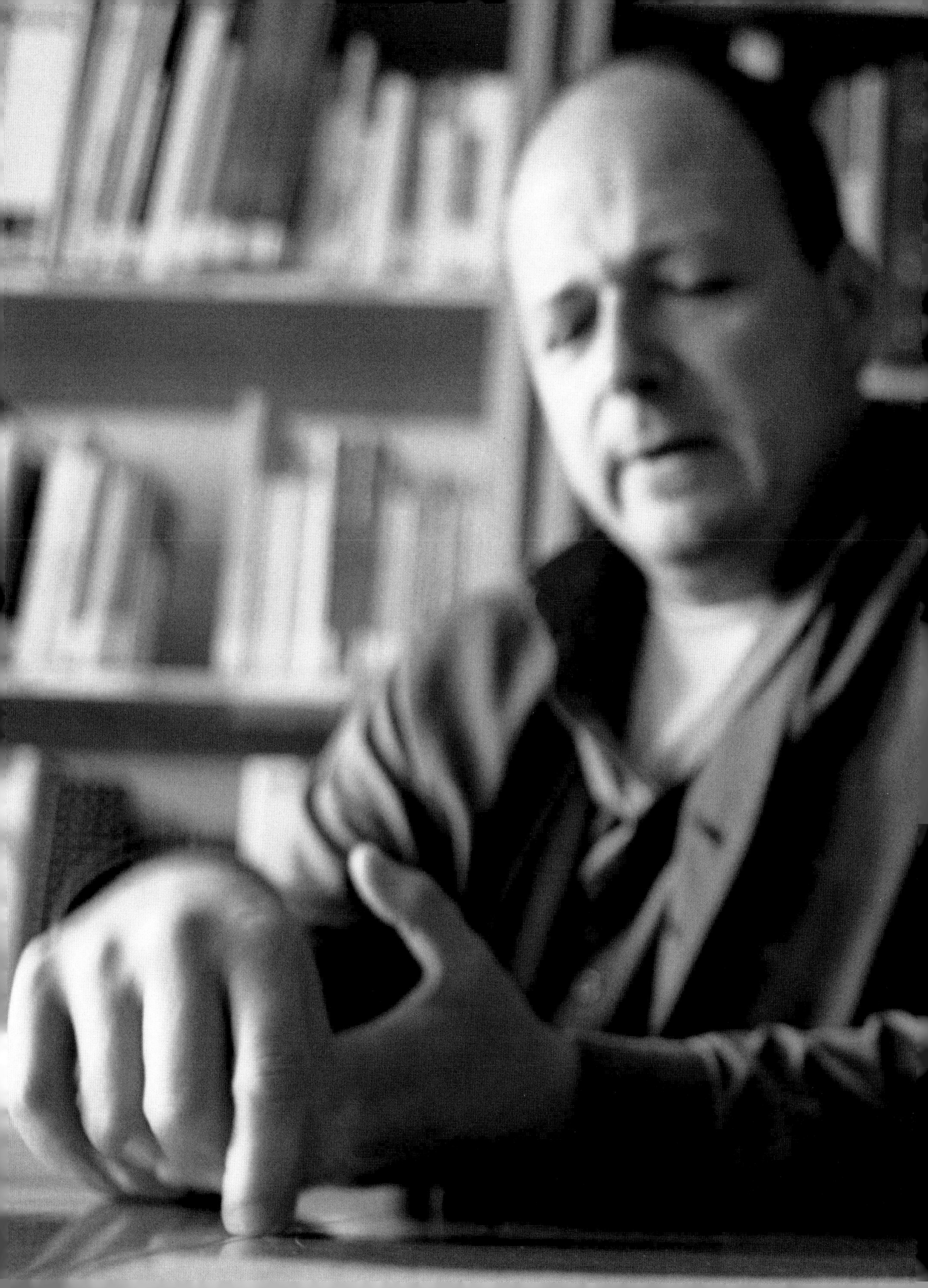

Sie sind gerade dabei umzuziehen. Haben Sie bereits entschieden, was Sie alles mitnehmen?

27. Juli 2002

Nach Heinrichs Tod hatte ich ein großes Bild von ihm im Wohnzimmer aufgehängt. Ich habe es damals bewusst aufgehängt, als Erinnerung. Dann habe ich es mehr aus Gewohnheit einfach in meiner Wohnung hängen lassen. Mein jetziger Freund Armin hat mich irgendwann einmal darum gebeten, das Bild abzuhängen. Ich hatte das Gefühl, er ist ein bisschen eifersüchtig. Er hat es nicht gerne, wenn ich von Heinrich erzähle. Also, nicht dass es ein Problem werden könnte; Heinrich kann ihm ja nicht mehr gefährlich werden. Allerdings kann Armin auch nicht aktiv irgendwelche Erinnerungen an Heinrich in mir zerstören. Diese Erinnerungen sind einfach abgeschlossen. Sie sind da, ich verbinde ein Stück Lebensgeschichte mit Heinrich, auch wenn die Beziehung sehr massiv endete. Mein neuer Freund kann dies nicht mehr ändern, und die Erinnerungen sind auch keine Konkurrenz für ihn.

Kann man Erinnerungen abschließen?

Diese Erinnerungen sind nicht mehr aktiv. Davon ist sozusagen nur noch ein Grobgerüst übrig. Sie sind auch deshalb abgeschlossen, weil die Geschichte nicht weiter ging. Es gab einen Endpunkt. Und danach kam für mich viel Neues, worauf Heinrich überhaupt keinen Einfluss mehr hatte. Das Erinnern beinhaltet beides. Einerseits das Abgeschlossene und andererseits die überraschenden kleinen Augenblicke, in denen ich wieder mitten drin bin, wo die Empfindungen wieder da sind, ich mich wieder an Erlebnisse erinnere und mich sofort an bestimmte Plätze zurückversetzt fühle. Und es vergeht nicht ein einziges Mal, wenn ich an diesen bestimmten Orten vorbeigehe, bei dem ich nicht wenigstens den Kopf drehe und an Heinrich denke. Ich denke nicht weiter darüber nach, das nicht. Aber es gibt bestimmte Ecken für mich, die sind einfach Heinrich.

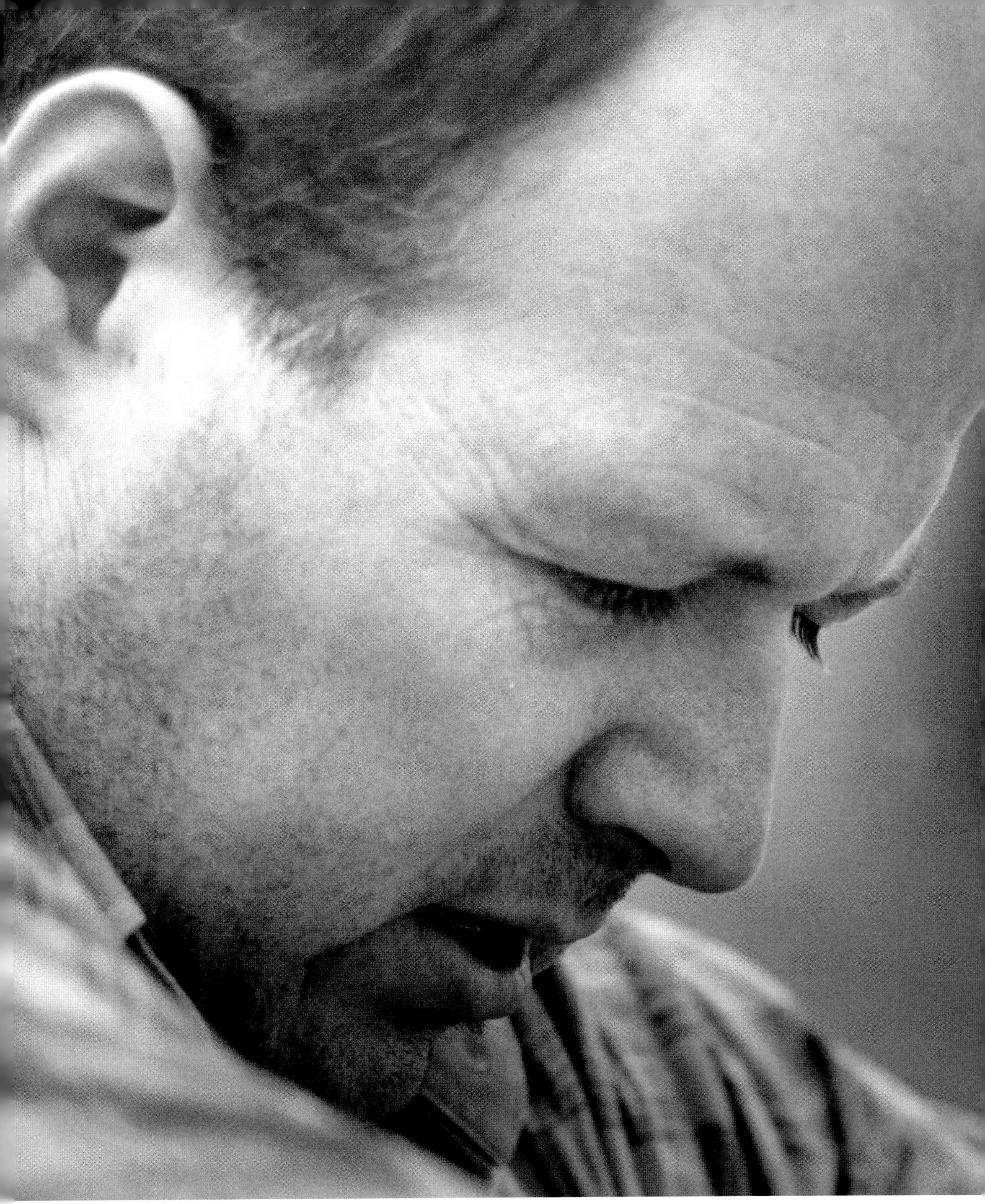

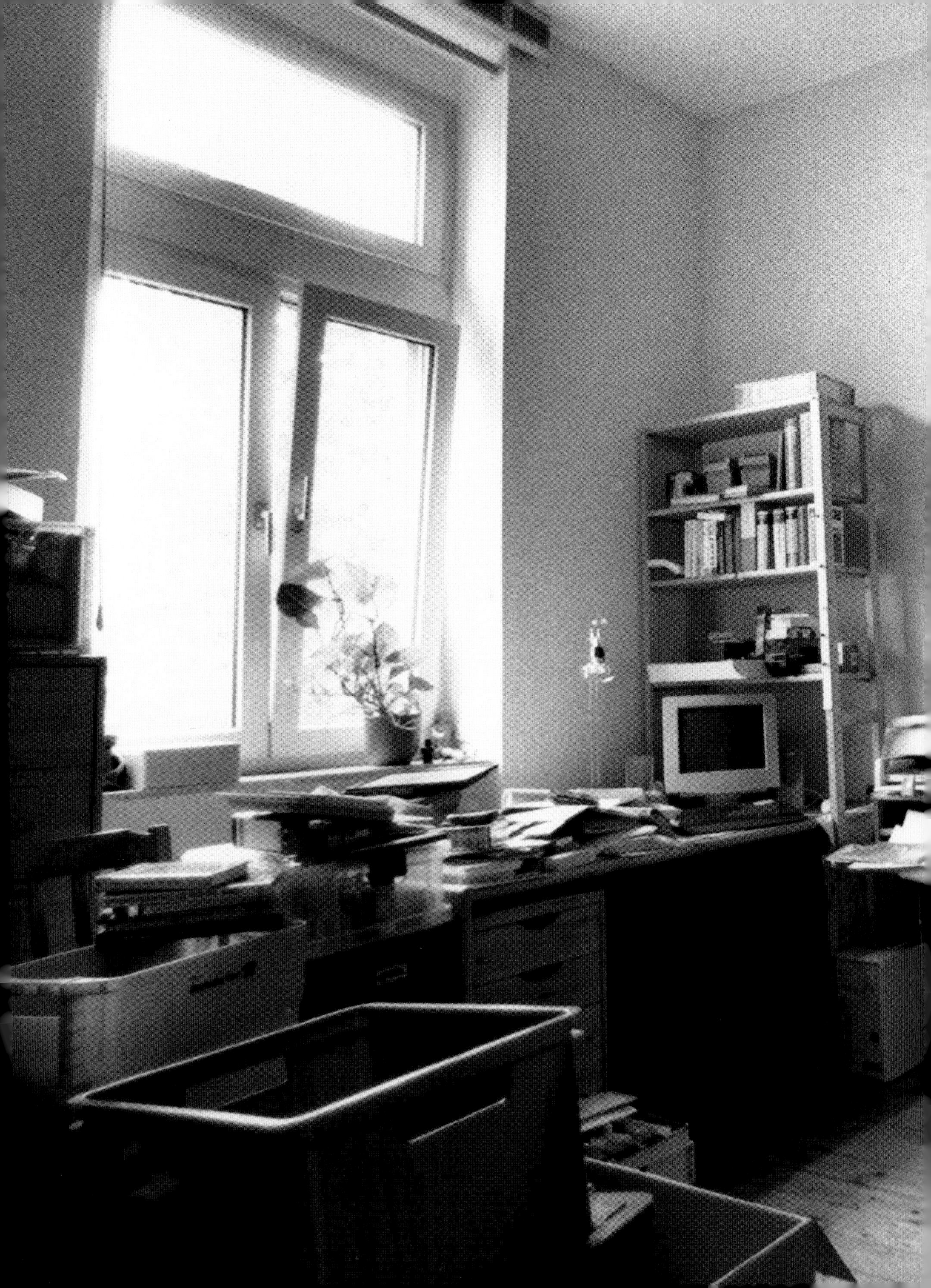

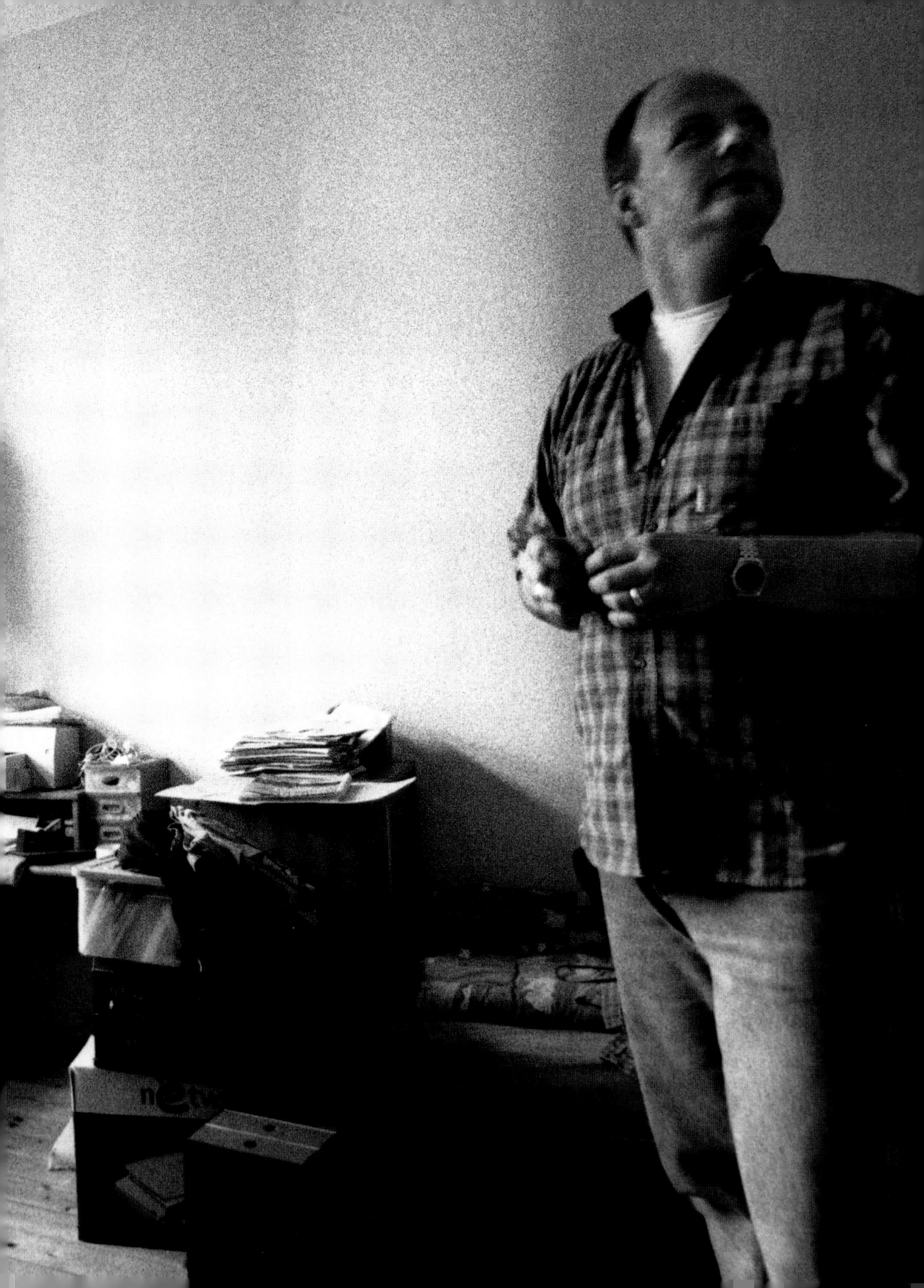

Was hat Ihnen beim Umgang mit dem Suizid Ihres Partners und Ihren Schuldgefühlen geholfen?

Erzählen, erzählen, erzählen. Auch ein neuer Freund, doch der war eher ein »Ersatzversuch«. Verschiedene Abschieds- und Trennungsgruppen, meine eigenen Charaktereigenschaften: Verdrängung, Optimismus. Außerdem ist viel passiert in dem Jahr. Aber eigentlich habe ich gar nicht bewusst verarbeitet, sondern bin einfach in den nächsten Tag gesprungen. Auch das Entdecken, dass ich nichts hätte verhindern oder ändern können, hat mir geholfen. Denn langfristig hätte ich die Entwicklung nicht aufhalten können. Das habe ich relativ schnell verstanden. Und das war hilfreich.

Sie sagten, Sie hätten die stark depressiven Tendenzen bei Heinrich nicht richtig erkannt.

Er wollte sterben. Für ihn war eine Perspektive dahinter. Er glaubte, dass es ihm, wenn er nicht mehr da wäre, entscheidend besser gehen würde. Dadurch ist in seinem Empfinden eine Last von ihm gefallen. Dies machte es für mich etwas einfacher, zu verstehen. Vielleicht kann man als der Zurückbleibende in dem Suizid auch eine Chance sehen. Vielleicht hat er mir dadurch eine Entscheidung abgenommen. Ich spüre, dass mich das emotional immer wieder herausfordert.

Wie ist es mit der Neuorientierung?

Es ist jetzt elf Jahre her. Da verfällt ganz viel an Erinnerung über die Jahre. Ich bin auch sehr, sehr glücklich in meiner neuen Beziehung. Manchmal denke ich, ich müsste eigentlich ein schlechtes Gewissen haben.

Haben Sie die Möglichkeit, über die Erinnerungen zu sprechen?

Austauschen, besprechen, entwickeln, wieder erlebbar machen – dies ist mit Heinrich nicht mehr möglich. In der neuen Beziehung habe ich die Möglichkeit, davon zu erzählen. Ich könnte auch irgendwas erzählen, ohne dass Heinrich sich dagegen wehren könnte. Es bleibt ja wirklich nur noch das übrig, was ich, nur ich, weiß. Ich bin also der Herr über diese Erinnerung. So, wie ich diese Geschichte erlebt habe, gesehen habe und wie ich sie jetzt erzähle, so ist sie faktisch. Daran merke ich und bin froh darüber, dass Heinrich nicht vergessen ist. Eine Sehnsucht nach ihm fühle ich nicht mehr. In meinem Lebensalltag spielt er im Augenblick keine Rolle mehr.

Fahren Sie öfter zum Friedhof?

Ich gehe auf den Friedhof, wenn ich in der Gegend bin. Ab und zu bin ich dort, im Durchschnitt alle zwei Jahre. Das ist ein Ort, der mich bewegt. Heinrich stammte aus einer kleinen Gemeinde im Münsterland, sehr katholisch. Dort ist Selbstmord ein Tabu. Deshalb lag Heinrichs Grab anfänglich ganz am Rand des Friedhofs. Bei

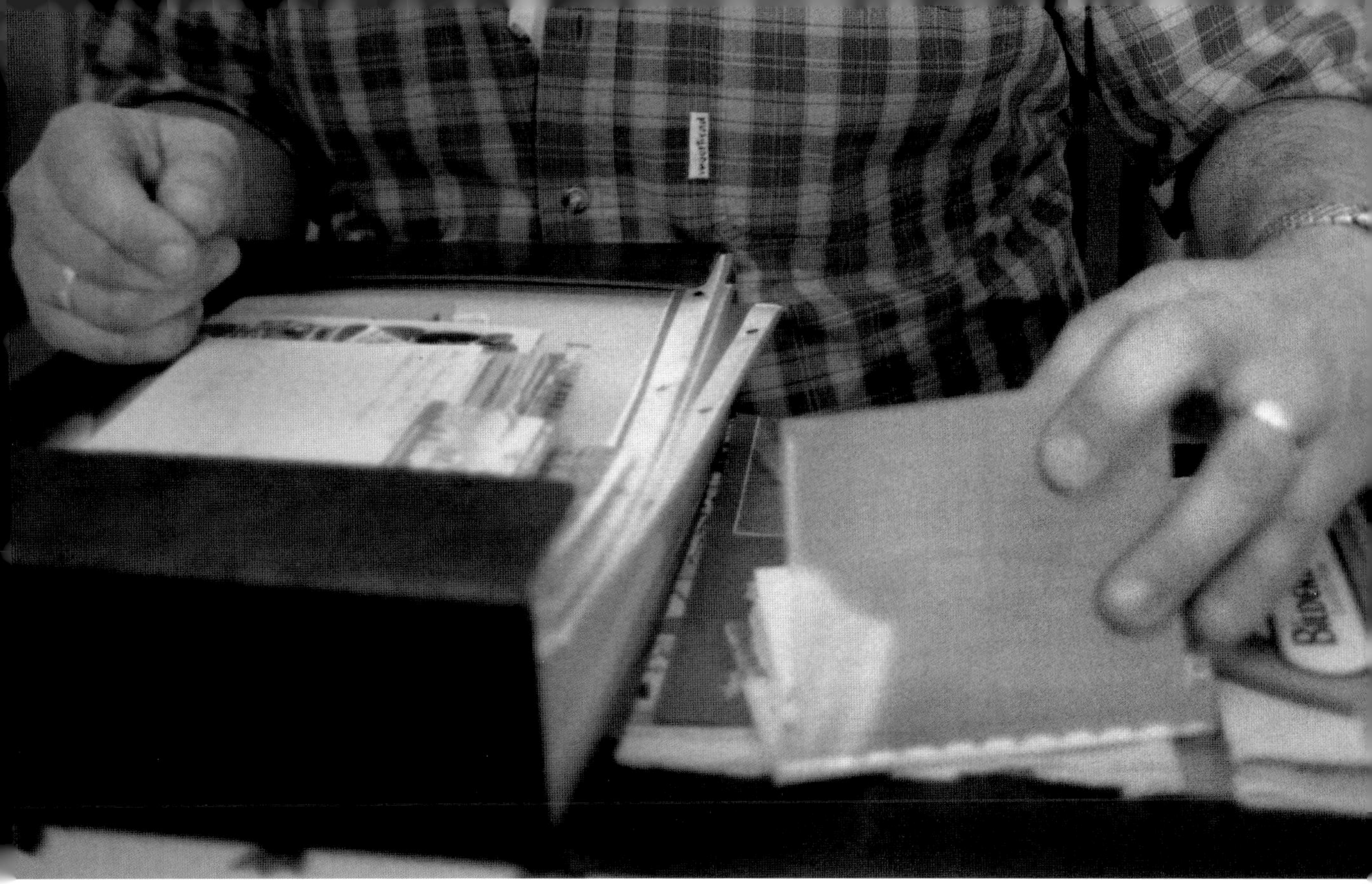

Die Schachtel mit den Erinnerungen an Heinrich

meinem letzten Besuch war ich verwundert, wie stark der Friedhof gewachsen ist – jetzt liegt Heinrich mitten drin.

Besitzen Sie Gegenstände von Heinrich?

Ich habe von Heinrich so gut wie alles geerbt. Seine Möbel zum Beispiel. In denen wohne ich seither. Ich schlafe in seinem Bett, ich habe seinen Kleiderschrank, den Schreibtisch. Ich benutze die Möbel. Manchmal denke ich daran, dass dies seine Sachen sind. Eine Zeit lang waren das Pietätstücke, die ich gepflegt habe. Nun ziehe ich um und werde mich von einigen Sachen trennen – vom Schrank und vom Küchenschrank, die haben für mich an Bedeutung verloren. Wie ein Stück Lebensgeschichte, von der ich mich trennen kann. Bett und Schreibtisch nehme ich mit.

Ist dieser Vorgang vergleichbar mit dem Abhängen eines Bildes?

Ja, ich glaube, es ist ein stufenweises Verabschieden. Heinrichs Bild liegt allerdings noch unter meinem Bett. Ich habe es nicht weggeworfen; nur aus dem sichtbaren Bereich entfernt. In der neuen Wohnung werde ich es wohl auch nicht mehr aufhängen. Ob es in eine Pappröhre kommt oder im Bilderrahmen bleibt, der wieder unter das Bett wandert, weiß ich noch nicht. Es ist wie mit einer Erinnerung, die nicht mehr offensichtlich ist, und dennoch existiert.

Verblasst das Bild in der Erinnerung mit der Zeit?

Manchmal muss ich mir Fotos ansehen, denn hin und wieder habe ich Angst, ich könnte vergessen, wie Heinrich aussah. Sein Bild droht, in der Erinnerung schon verloren zu gehen. Aber es kann durch Menschen, die ich auf der Straße sehe, die ihm ähnlich sind, wieder wachgerufen werden. Details, zum Beispiel wo er eine Narbe hatte oder sogar wie seine Augenfarbe war – die sind einfach weg.

Wie gehen Sie mit Ihrer Erinnerung um?

Die Erinnerung an Heinrich ist wie in einem großen undefinierbaren Sack verschlossen. Dieser Sack ist da, und ich müsste ihn nur aufmachen, müsste genau reinsehen, müsste reingreifen und könnte vielleicht das eine oder andere herausziehen. Aber von außen bleibt alles in diesem undefinierbaren Sack. Ich habe eine Schachtel mit lauter Erinnerungsstücken. So eine, wie man sie bei den Großeltern auf dem Dachboden findet. Da ist alles sehr kompakt drin. Wenn ich sie öffne, ist sofort alles wieder lebendig. Dies sind Augenblicke, in denen mir alles bewusst wird, in denen sich mein Magen zusammenzieht und eine gewisse Traurigkeit da ist.

Denken Sie manchmal daran, sich von dieser Schachtel zu trennen?

Ich käme nie auf die Idee, diese Sachen wegzuschmeißen. Die würde ich wahrscheinlich bis auf das Messer verteidigen gegen jeden geäußerten Gedanken zum Entsorgen. Bei dieser Schachtel war schon beim Einpacken klar, dass sie unreflektiert mitkommt. Alles andere wurde von mir doppelt und dreifach auf seine Notwendigkeit hinterfragt. Doch diese Sachen ziehen einfach mit, die habe ich im Gepäck, die gehören zu meinem Leben. Und das ist auch schön. Das ist das Alte, das Erlebte, das ich mitnehme bei einem Neuanfang.

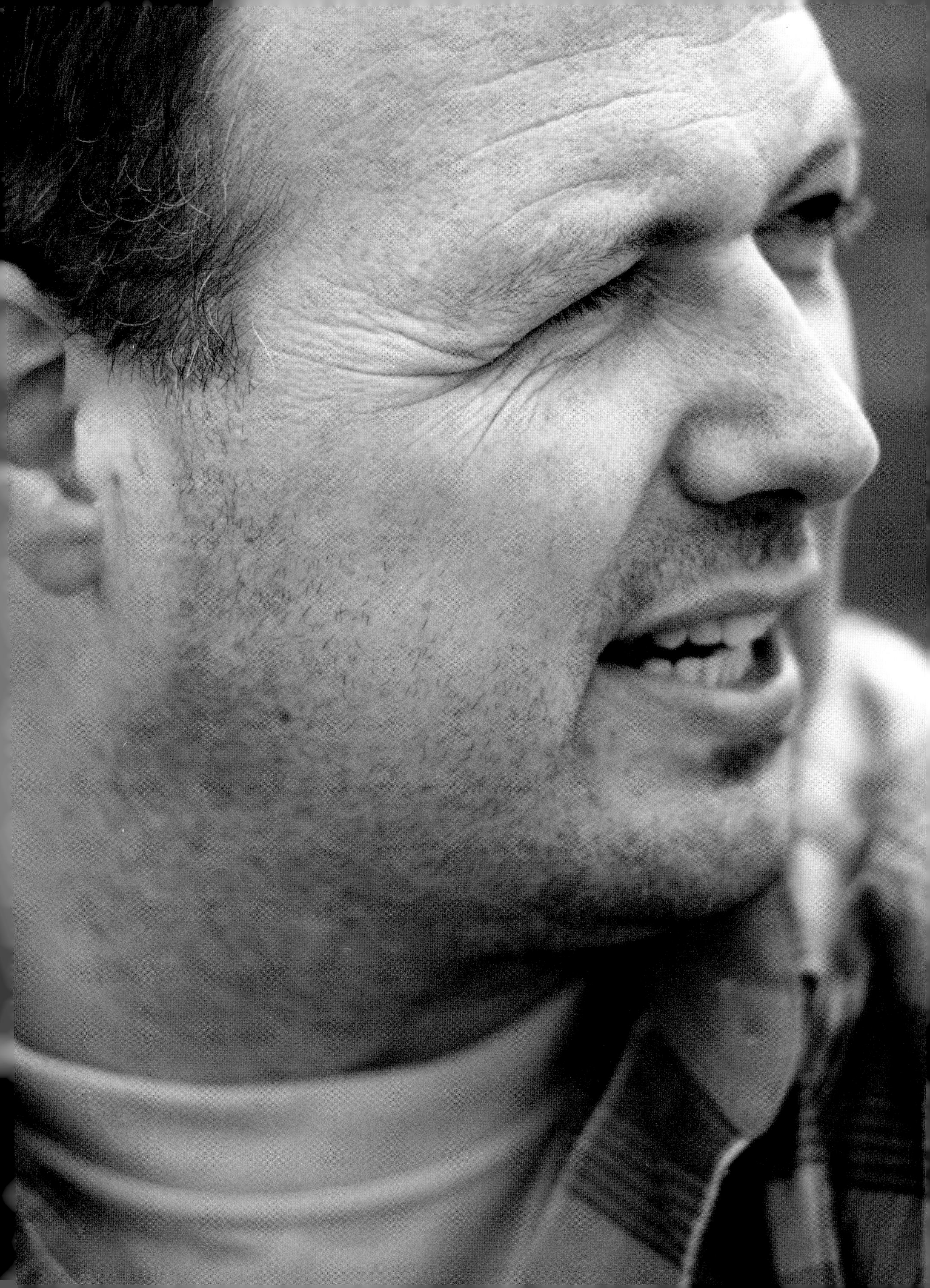

»Als hielte er meine Hand«

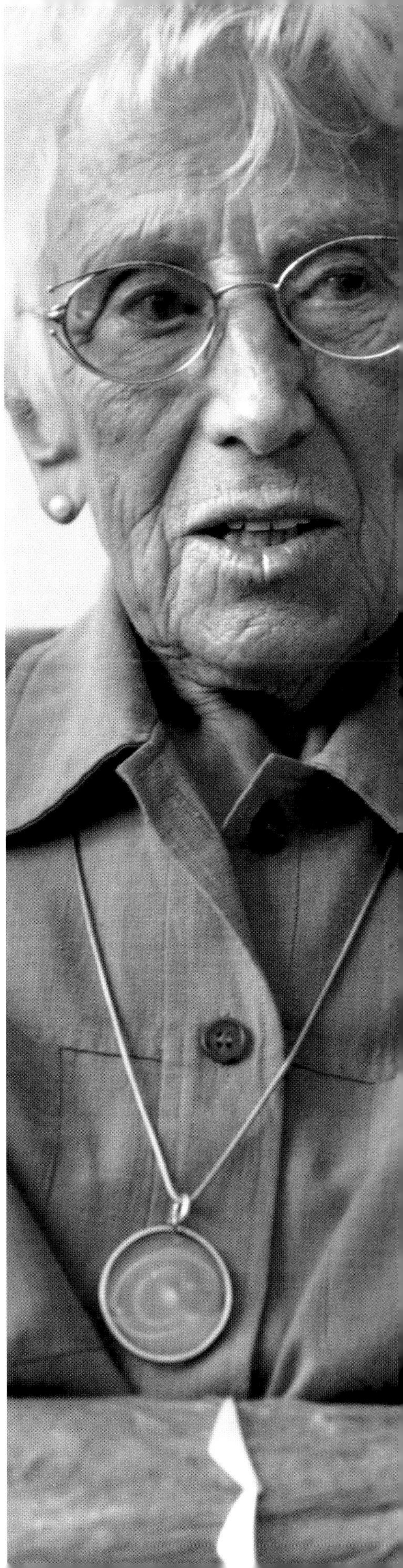

Ingeborg Frick, 82, resümiert: Wenn man das eigene Ende so klar vor sich sieht, wird einem bewusst, was man im Leben alles versäumt hat. Die Jahre ihrer ersten Ehe schildert sie als schwer und lähmend. Ihr Mann war Alkoholiker, und erst nach zweiundzwanzig Jahren fand sie den Mut und die Kraft, ihr Leben allein zu führen. Ingeborg Frick erinnert sich nicht gern an jene Zeit; sie meint, sie habe ihr Leben nicht richtig geführt. Nach ihrer Trennung blieb sie zweiundzwanzig Jahre allein. Dann lernte sie bei einem Aufenthalt in einer Reha-Klinik den, wie sie sagt, »Maler und Staubsauger« Hans Riedel kennen. Es war Liebe, und es war wie einst im Mai. Ich könne mir das als junger Mensch gar nicht vorstellen, sagt sie. Und: Das Alter mache da im Erleben gar keinen Unterschied. Nach drei Jahren des Zusammenlebens starb ihr Lebensgefährte. Wenn auch die Zeit kurz bemessen war, ist Ingeborg Frick doch froh und dankbar, das »Risiko« des Zusammenziehens noch einmal eingegangen zu sein.

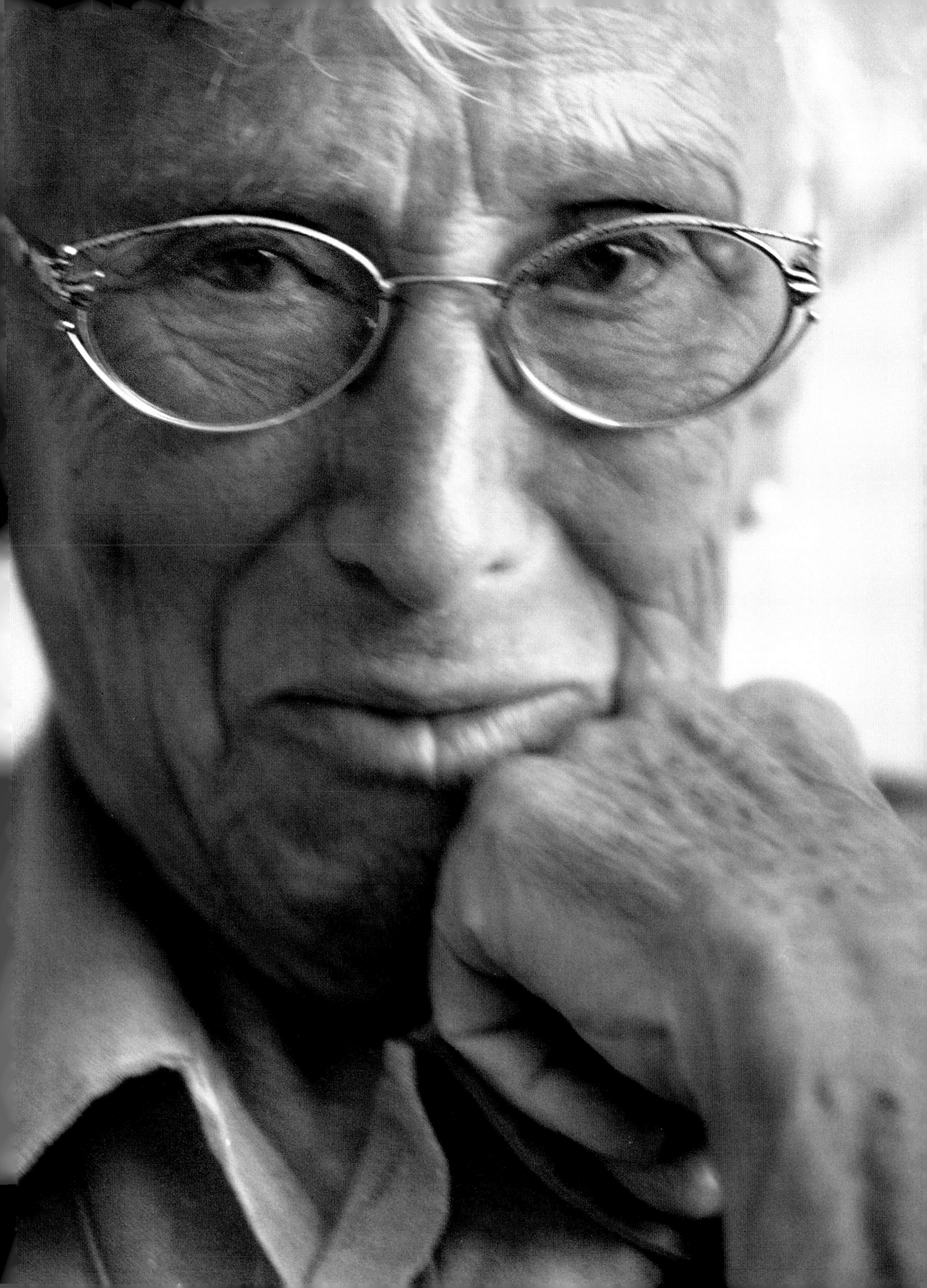

24. Mai 2002

Ist es nicht schwierig, mit neunundsiebzig Jahren noch einmal mit einem neuen Partner zusammenzuziehen?

Manchmal frage ich mich, ob uns eine große Chance verloren ging, weil wir uns nicht früher begegneten. Oder konnten wir gerade durch unser Alter, das uns so viel gelehrt hat, die Gemeinsamkeiten so sehr genießen? Es gibt kaum ein Foto, von dem Hans mich nicht lachend ansieht. Es gibt auch eine Fülle kleiner Zettel, die ich noch nach seinem Tod immer wieder zwischen Buchseiten und Schubfächern fand. Botschaften für mich, die immer wieder von Liebe und grenzenloser Zuneigung sprechen. Liebeserklärungen habe ich sehr häufig von ihm bekommen. Ich hatte vorher zweiundzwanzig Jahre lang alleine gelebt und bis dahin nicht viel Fürsorge und Liebe erlebt. Sie werden lachen, aber mit Hans war es wirklich »wie einst im Mai«. Das Alter spielte gar keine Rolle. Meine Freunde meinten, ich sei verrückt. Doch für mich war dieses Zusammensein ein richtiges Geschenk. Wir wussten beide, wir haben nicht mehr viel Zeit. Ich bin wirklich froh, dass ich es gewagt habe. Auch wenn es letzten Endes nur für ganz kurze Zeit, für drei Jahre, war. Gott sei Dank bin ich nicht ängstlich.

Sind Sie dazu erzogen worden, nicht ängstlich zu sein?

Ich komme aus einer Militärfamilie, bin preußisch erzogen worden. Da hieß es, tapfer sein, nicht jammern, nicht klagen, die Pflicht erfüllen, pünktlich sein und alles, was dazu gehört. Und natürlich: Jungs dürfen nicht weinen. So was Idiotisches – die müssen doch genauso weinen wie Mädchen auch. Aber es waren eben andere Zeiten. Und es hat mir auch nicht geschadet.

Wie haben Sie sich kennen gelernt?

Wir haben uns in einer Reha-Klinik vor der Tür zur Blutentnahme getroffen. Ich sah ihn da sitzen und dachte, was hat der für fröhliche Augen! Der Mann lacht, der ist nicht so verkniffen, hat nicht diese heruntergezogenen Mundwinkel wie viele andere alte Leute. Mit solchen Menschen habe ich erst gar keine Lust, zu reden. Hans' fröhliche Ausstrahlung hat mich damals sehr beeindruckt. Auch später, wenn wir Auseinandersetzungen hatten, waren wir danach nie lange böse. Wir haben manchmal heftig gestritten, o ja. Aber hinterher haben wir uns gesagt, was für ein Quatsch, sich wegen so etwas zu streiten! Aber das hat sicher auch mit dem Alter zu tun. Man steht irgendwie darüber und erkennt: Das ist es nicht wert.

Was denken Sie, wenn Sie zurückschauen?

Ich sehe, was ich alles falsch gemacht habe. Meinen Kindern bin ich damit schon auf den Wecker gefallen. Die wollen gar nichts mehr davon hören. Ein Mensch, der vielleicht selbst siebzig ist, kann das noch nicht so verstehen. Man sieht die Dinge anders, wenn man auf einmal so kurz vor dem Ende steht – da kann man ja immer stehen, egal, wie alt man ist, das weiß zum Glück ja niemand. Aber viel mehr weh tut das, was man nicht getan hat. Jeder macht Fehler, das ist ganz klar. Aber vor lauter Angst zu sagen, »nee, mach ich lieber nicht«, das finde ich schlimm. Man versäumt schon einiges dabei. Natürlich muss jeder auch bereit sein, dafür zu zahlen. Wenn es schief geht, muss man damit fertig werden. Und wenn es gut geht, umso besser. Aber mit dieser Unsicherheit muss man wohl leben, dafür sind wir Menschen.

Ihre gemeinsame Zeit war sehr kurz.

Viele sagten mir, Hans habe sich total verändert. Wunderbar erscheint mir die Kraft unserer Liebe, die Hans so verwandelt haben muss, in einem Alter, in dem man schon fest geprägt ist. Ein kleines Stück seines Lebens, einen Bruchteil, durfte ich mit ihm gehen. Aber offenbar habe ich da einen anderen Menschen kennen gelernt als viele, die ihn schon länger kannten. Nicht einen an sich selbst Genüge findenden Einsiedler, sondern einen sich öffnenden, den Mitmenschen zugewandten Mann. Und dieses Bild bewahre ich in meinem Kopf. Auch wenn ich vieles vergesse, aber dies mit Sicherheit nicht.

Haben Sie den Ehering Ihres ersten Mannes noch?

Der Ring ist schon noch da, der liegt noch irgendwo.

Wird der Prozess des Loslassens im Alter leichter?

Das ist immer schwierig. Es fängt bei den Kindern an. Wir müssen sie loslassen, weil sie uns nicht gehören. Dieses Klammern ist wirklich schlimm. Ich denke, es wird mit der Zeit durch die Erfahrung des Alters einfacher. Am Ende denkt man eher, du musst loslassen, es gibt zu viele Dinge, die dich belasten. Hör auf, immer daran zu denken, du kannst es nicht mehr ändern. Ich bemerke dies oft bei Menschen, die andere für sich vereinnahmen wollen; als Besitz für sich.

Wie geht es Ihnen im Moment?

Das Wichtigste für mich ist der Kontakt zu Menschen. Das ist doch das eigentliche Leben. Wenn ich hier nur noch sitzen und aus dem Fenster gucken würde, bräuch-

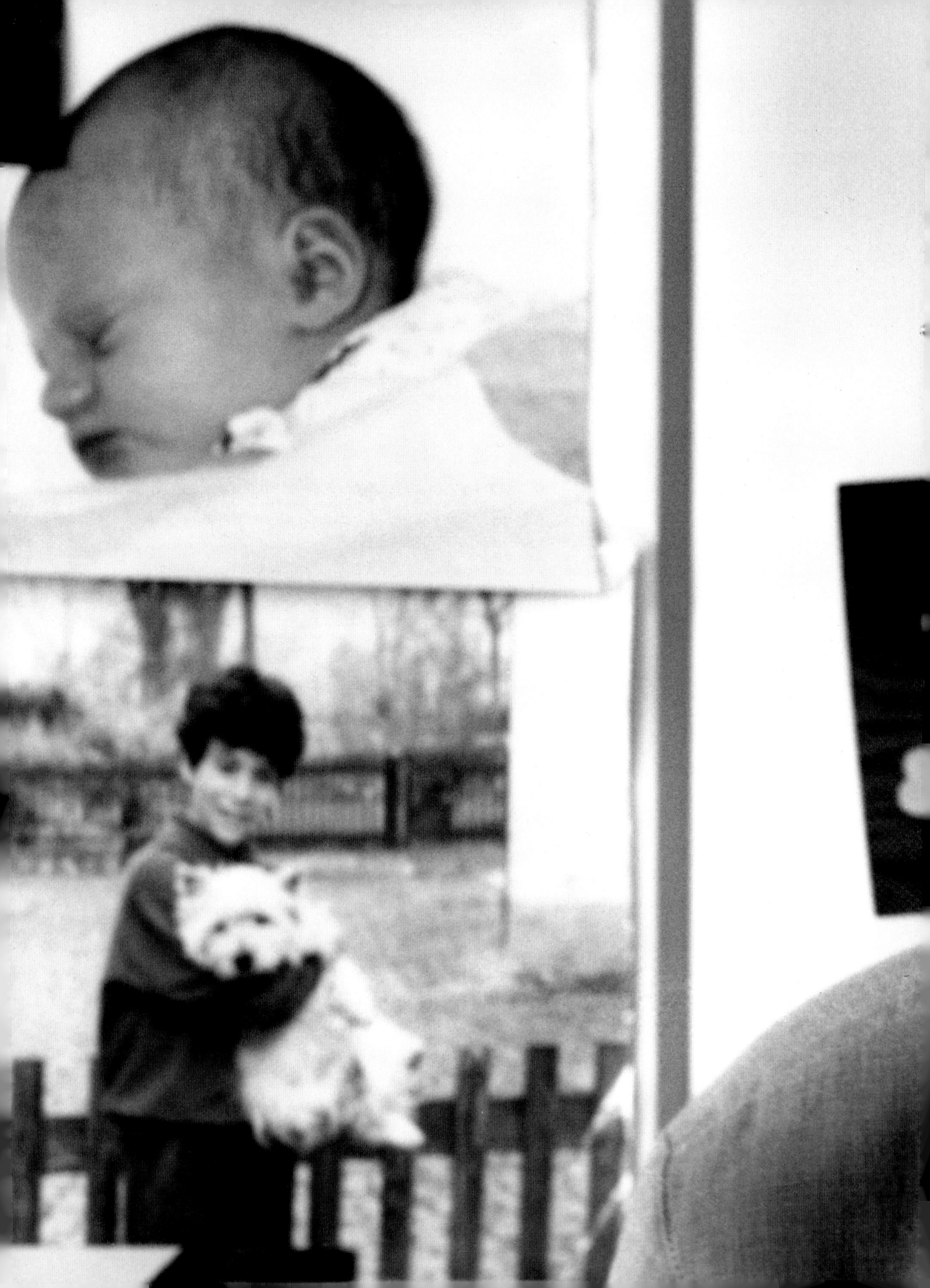

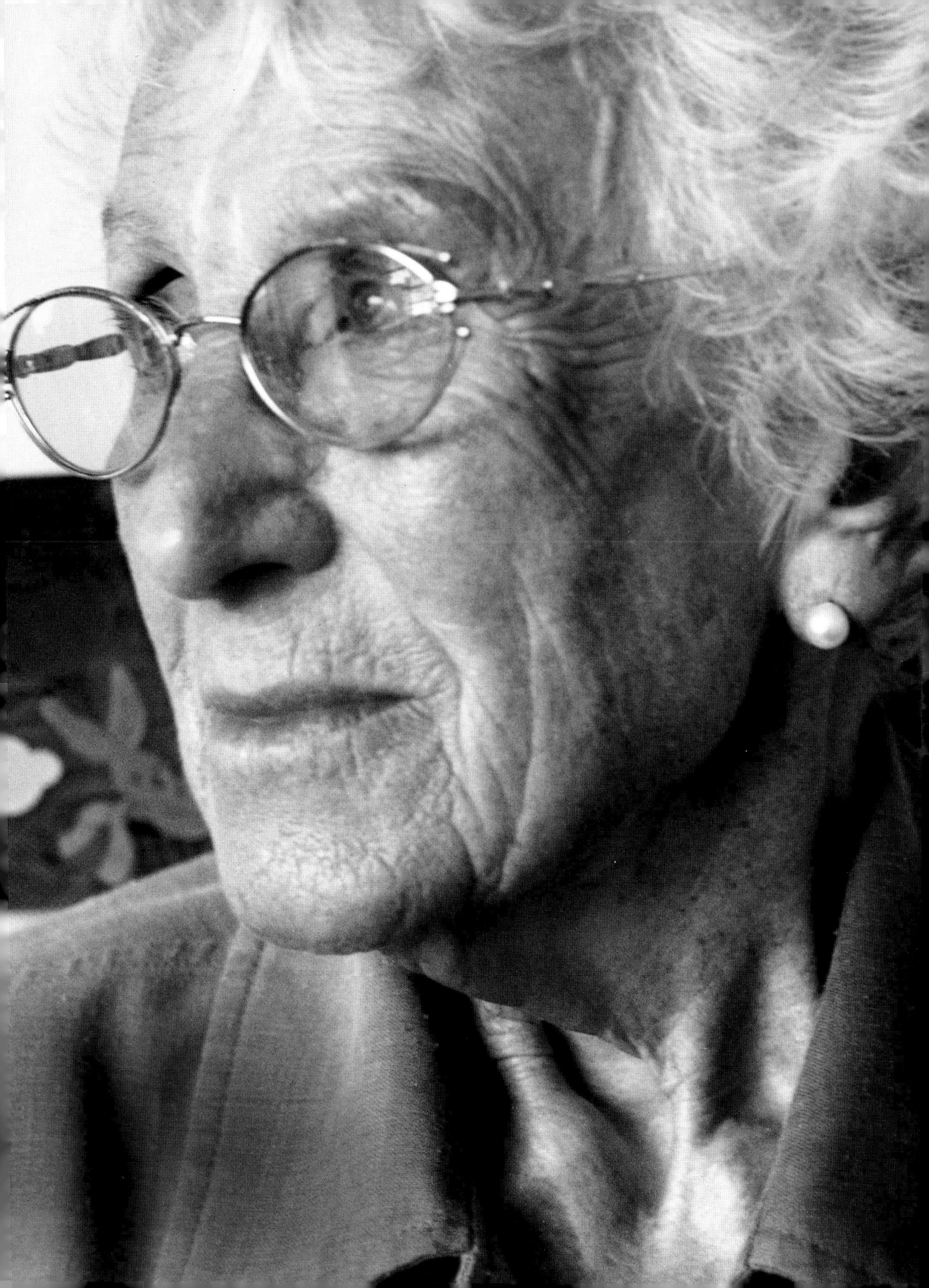

te ich wirklich nicht mehr da zu sein. Solange aber Menschen da sind, denen ich noch etwas geben oder denen ich in irgendeiner Art helfen kann, solange lohnt mein Leben sich. Freundschaften sind mir wichtig, die muss man allerdings auch pflegen. Wenn ich vielleicht eine schlechte Mutter war – eine gute Freundin war ich bestimmt immer. Ich habe auch gemerkt, dass ich im Alter besser zuhören kann. Der Bedarf an Leuten, die zuhören können, ist groß. Das sehe ich. Ich kann zwar nicht mehr so viel tun, aber zuhören kann ich. Das ist auch so etwas, für das ich dankbar bin.

Gehen Sie zum Friedhof?

Es gibt viele, die immer wieder auf den Friedhof gehen. Ich sage mir, ich habe Hans in meiner Erinnerung, in meinem Herzen. Er ist für mich ganz lebendig. Wenn man eine so starke Verbindung zu jemandem hatte, dann ist der eigentlich nicht wirklich tot, sondern er ist immer noch da. Und genau das spüre ich immer wieder. Nicht nur mit Hans, sondern überhaupt mit Menschen, die mir nahe standen.

Ist Hans für Sie noch hier?

Wir hatten ja nicht viel Zeit miteinander. Es gibt nichts Spezielles, bei dem ich besonders an ihn denke. Eigentlich ist es egal, wo ich bin. Er ist immer da. Vieles ist jetzt mühsamer geworden, aber ich habe das Gefühl, als hielte er meine Hand, bis ich eines Tages auch gehen darf. Der Tod hat keinen Schrecken mehr für mich. Es gibt einem eine seltsame Kraft, wenn man eigentlich vor nichts mehr Angst hat.

Wohin geht ein Mensch nach seinem Tod?

Ich hoffe, dass die Gespräche, die ich mit meinem Enkel führen konnte, ihm auch klar gemacht haben, dass ich bei ihm bleibe; selbst dann, wenn mein Körper schon wieder zu Erde geworden ist. Ringelnatz schreibt dazu: Wenn ich tot bin / darfst du gar nicht trauern / Meine Liebe wird mich überdauern / und in fremden Kleidern dir begegnen / und dich segnen. Niemand weiß, ob es ein Weiterleben nach dem Tode gibt. Ich meine, das ist auch nicht von Bedeutung. Wichtig sind die Spuren, die ich hier hinterlasse. Die Liebe, die nicht mit dem Tod endet, sondern die in den Gedanken der Menschen, die mir lieb sind, weiterlebt. Alle, die von mir gegangen sind und mir etwas bedeutet haben, sind um mich, sind lebendig, als wären sie auch körperlich da. Das ist für mich Unsterblichkeit.

Helfen Ihnen Fotografien dabei, Erinnerungen wieder bewusst zu erleben?

Fotos schaue ich mir nicht an. Die Bilder habe ich lebendig in meinem Kopf. Oft sehe ich sie beim Mittagsschlaf. Man braucht natürlich Ruhe dazu, denn es ist ja, als wenn man sich auf eine Reise begibt. In Berlin-Dahlem gibt es einen Weg, an dem immer der Jasmin blüht. Dort ging ich 1948/49 mit meiner ersten Liebe spazieren. Vor ein paar Jahren war ich wieder da, und plötzlich war alles wieder ganz lebendig.

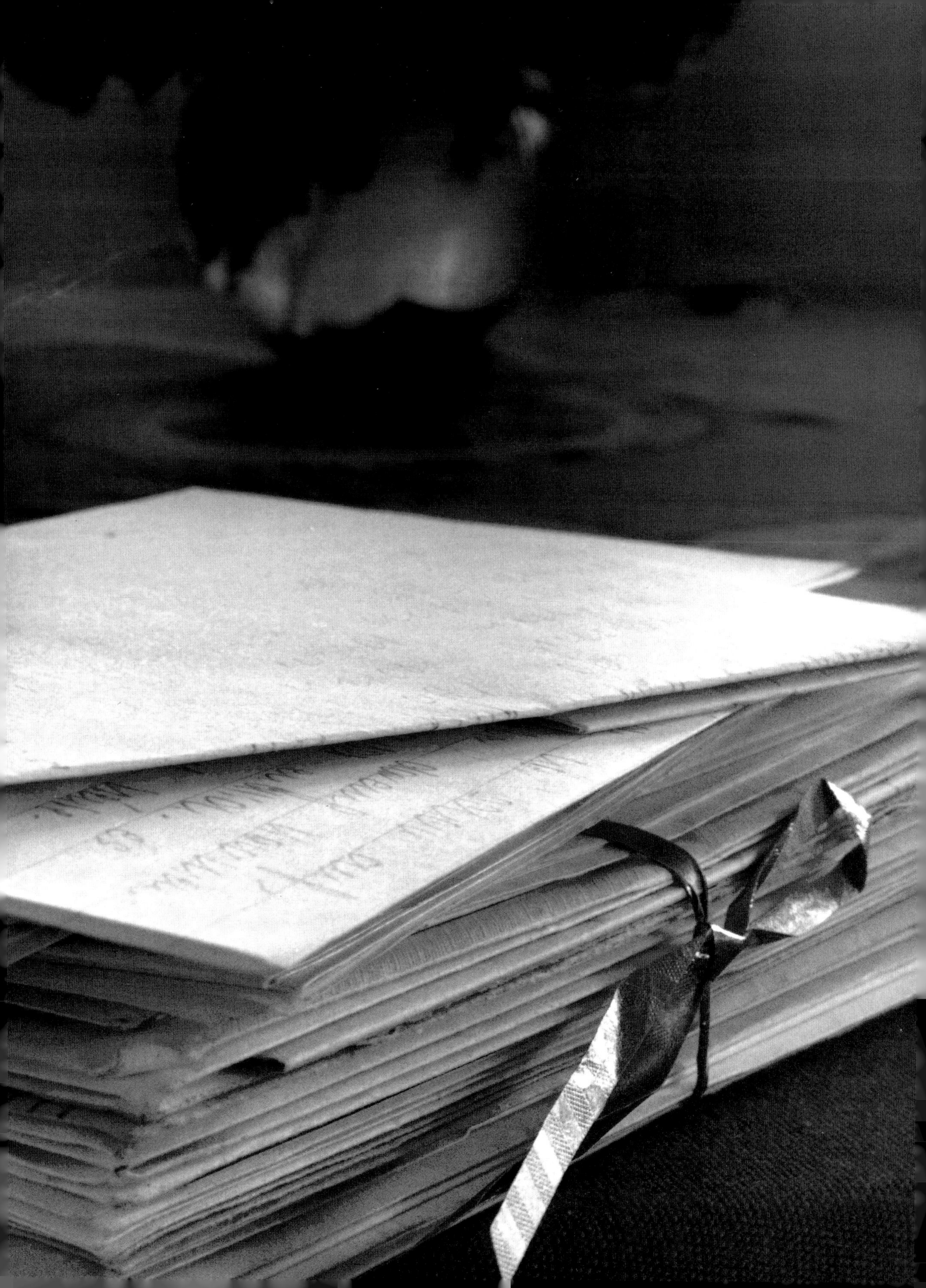

Welche Farbe hat Erinnerung für Sie?

Blau.

Haben Sie eine Erklärung dafür?

Bei Bildern beeindrucken mich die Farben immer sehr. Ich mochte längst nicht alle Bilder von Hans. Eben auch wegen der Farbwahl. Das Komische ist, dass er die Farbe Blau vorher nie verwendet hat. Als wir zusammen waren, hat er mit Blau gemalt. Er selbst sagte mir: Das ist das erste Mal.

Welche Bedeutung hat Erinnerung für Sie?

Erinnerung ist das, was wichtig ist, was einem niemand wegnehmen kann. In der Erinnerung bewahrt man das, was man an Schönem und Besonderem erlebt und gesehen hat. Das ist der ureigenste und alleinige Besitz eines jeden Menschen. Und in schweren und traurigen Zeiten kann ich mich ins Paradies der Erinnerung flüchten. Dort finde ich immer das wieder, was ich verloren habe: geliebte Menschen, Landschaften, Erlebnisse. Die Erinnerung bewahrt alles für uns auf. Aber ebenso bleibt auch das Schreckliche und das, was unterlassen wurde. Ich denke, es ist die große Herausforderung der Erinnerung, sich dem zu stellen, es nicht zu verdrängen oder zu entschuldigen. Oft ist das bitter. Aber es ist auch eine Chance. Nur so kann ich ein ganzer Mensch werden. So verstehe ich auch das Wort aus dem Talmud: Das Geheimnis der Erlösung heißt Erinnerung.

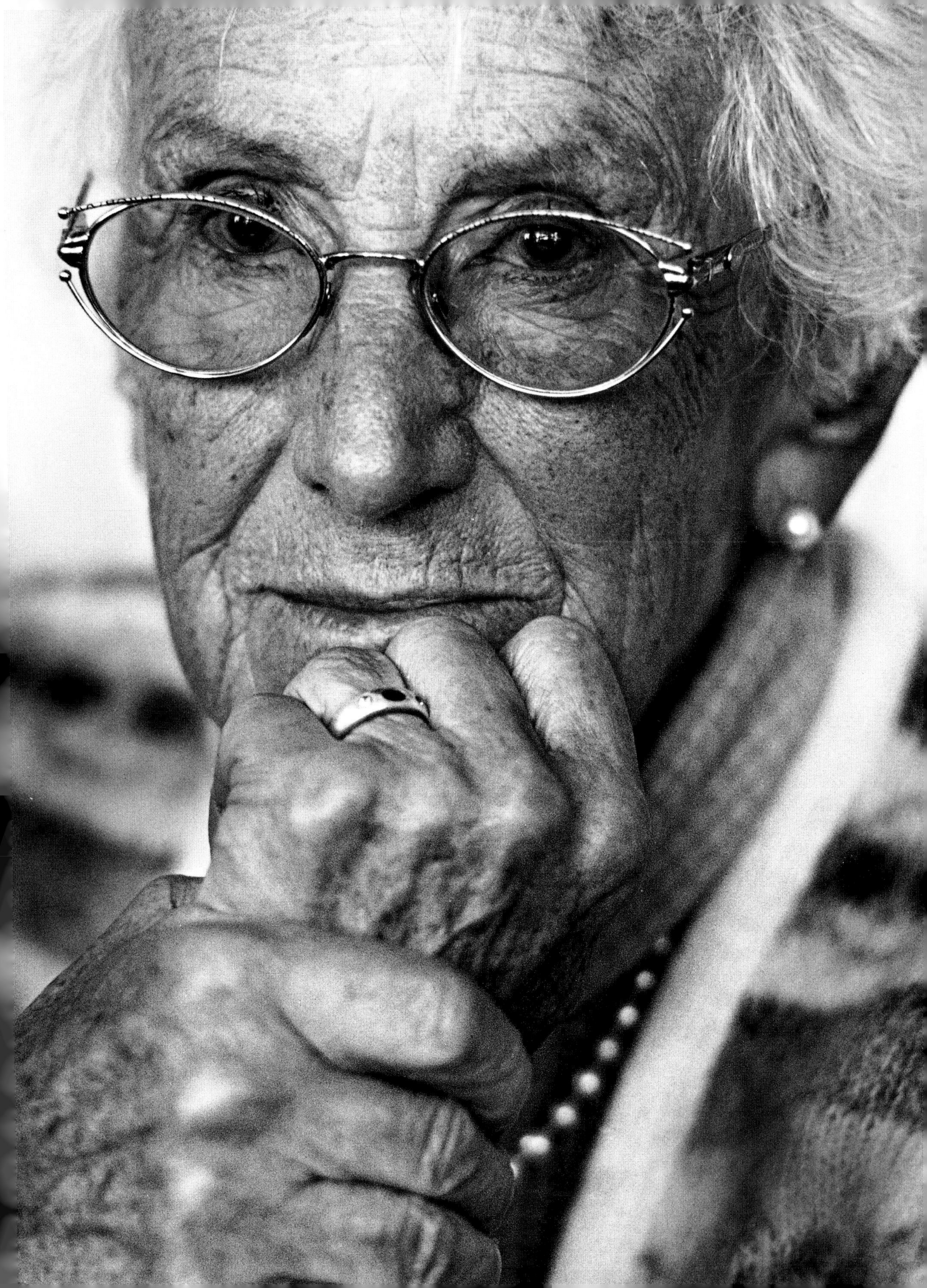

»Und wozu?«

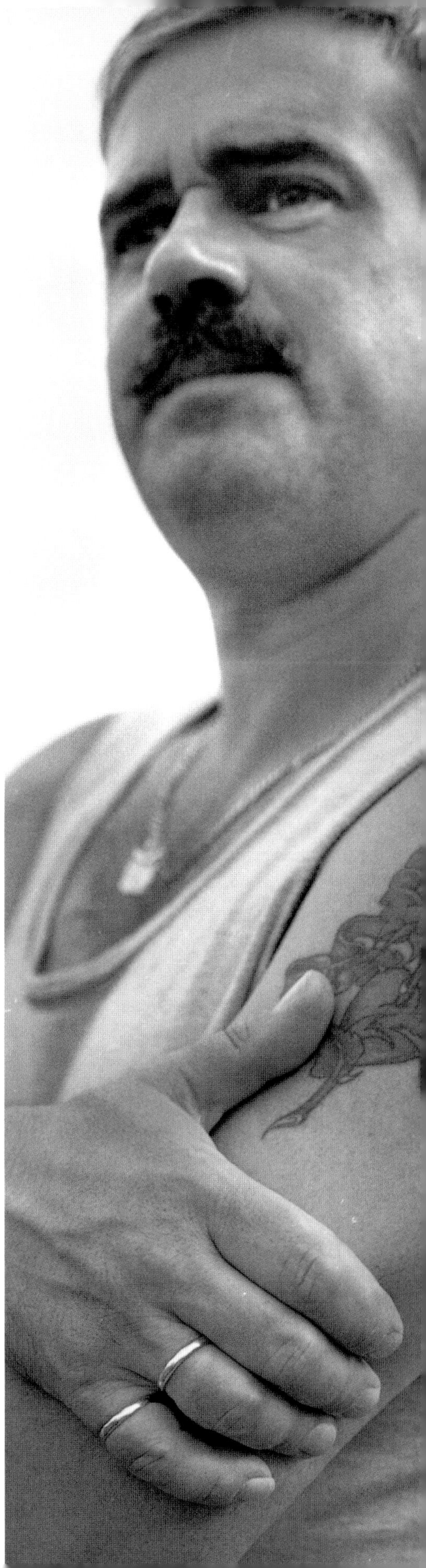

Achim Gaul, 41, verlor bei einem Autounfall am 10. Juni 1998 seine Frau Petra und seine beiden Kinder Erik und Lisa.

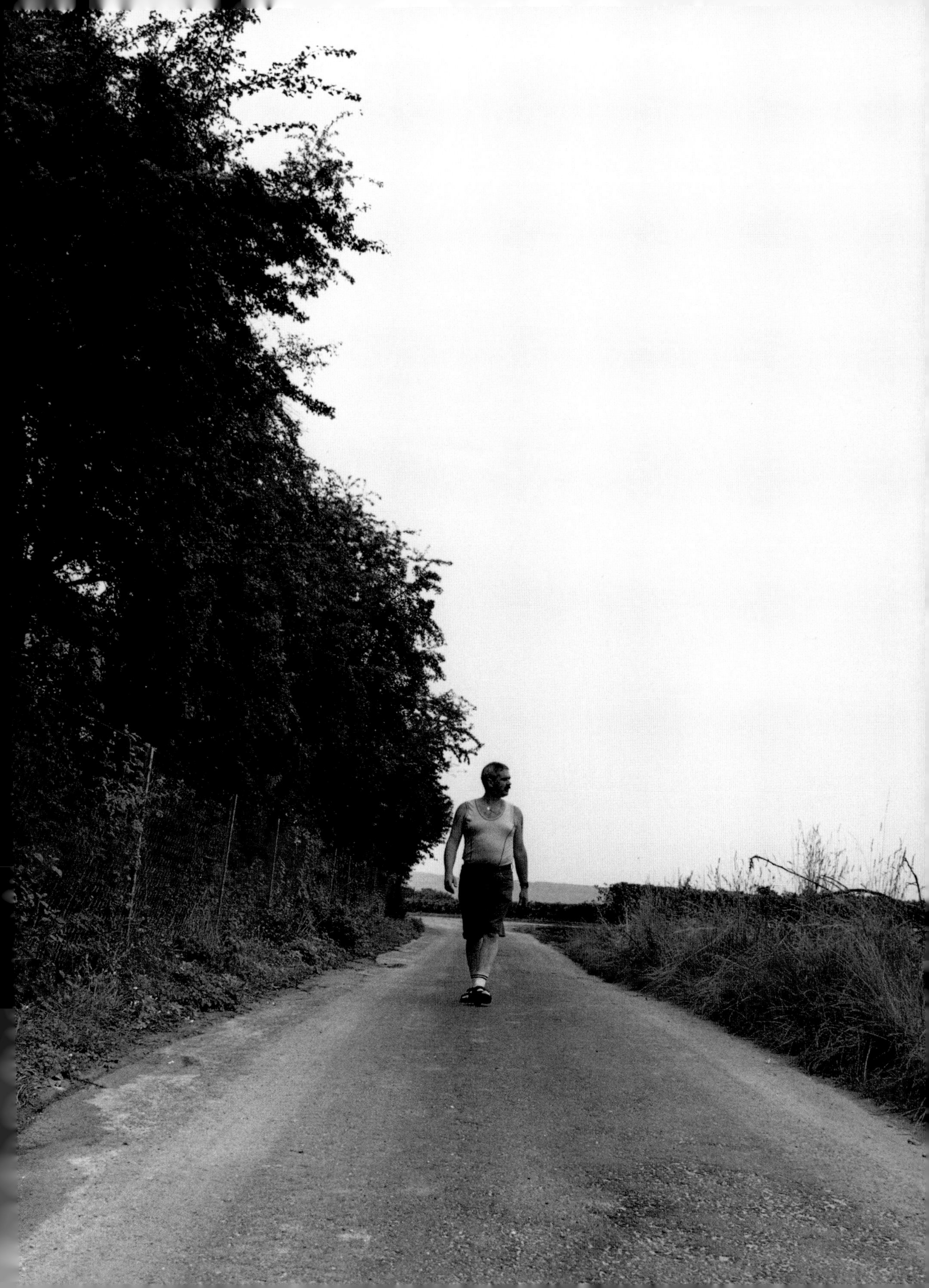

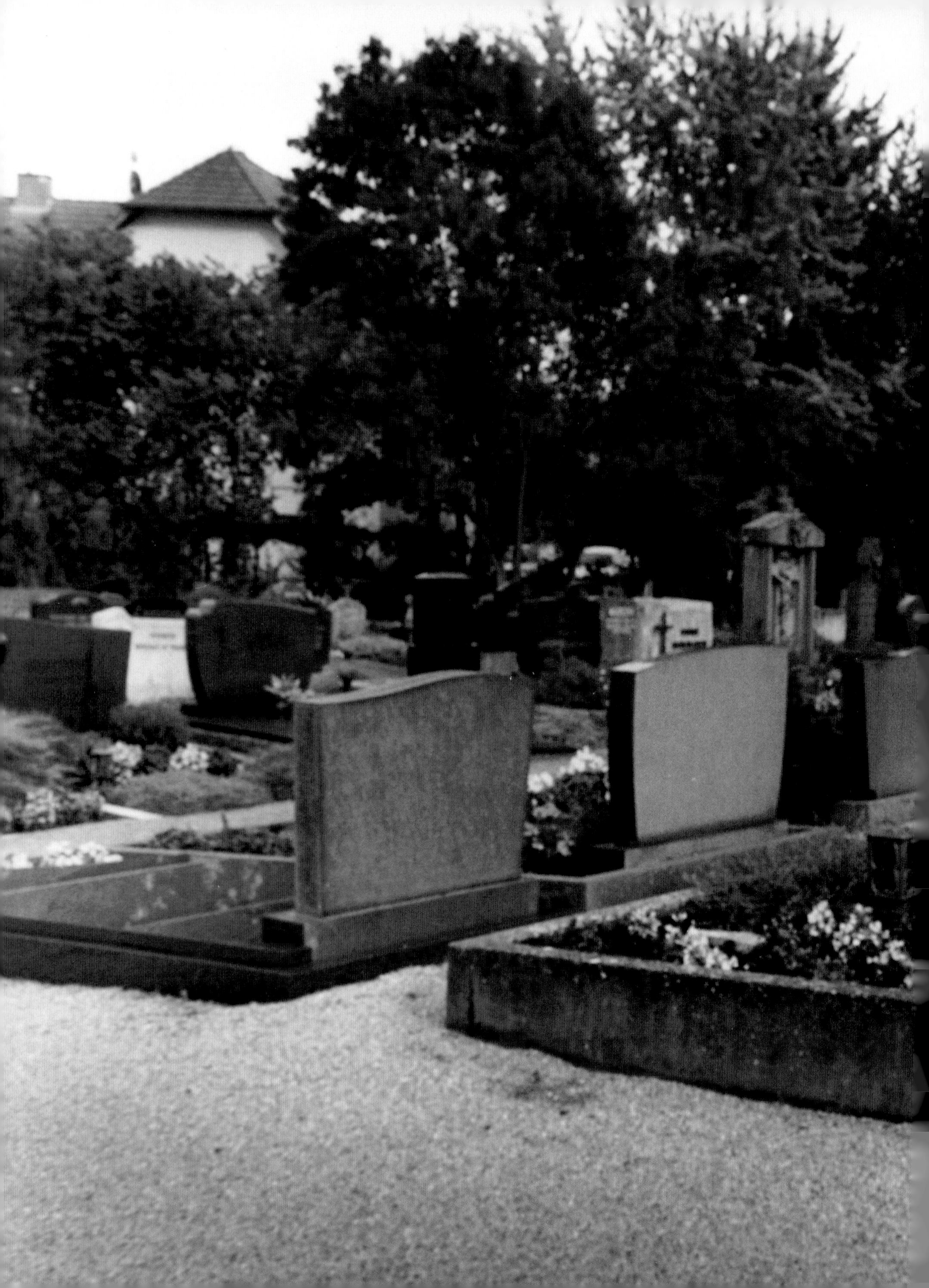

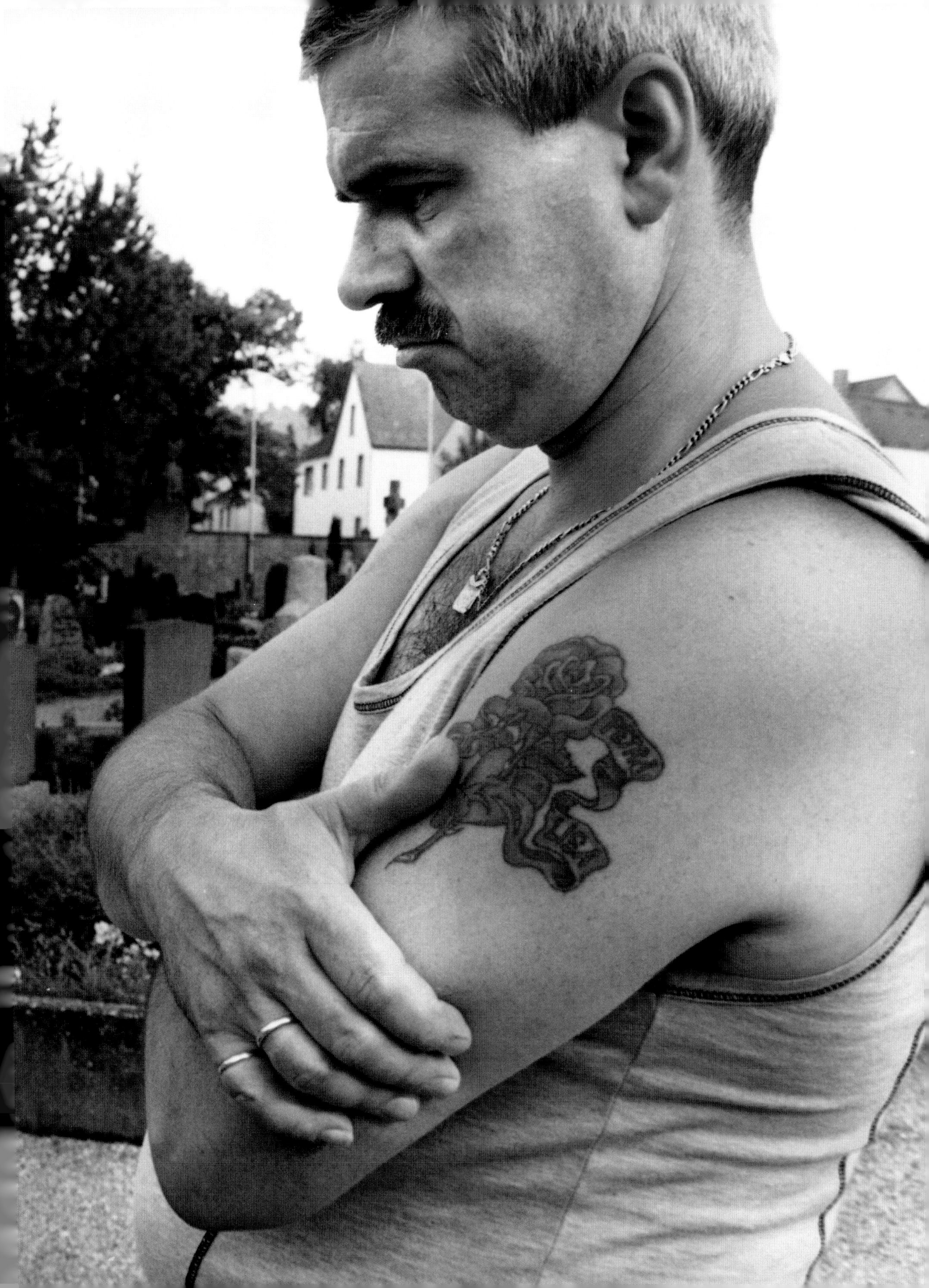

24. Juli 2002

Du bist in diesem Ort aufgewachsen. Jeder kennt dich hier. Kannst du dir vorstellen, einfach von hier fortzuziehen?

Das will ich nicht. Warum soll ich von hier weggehen? Das bringt mir überhaupt nichts.

Denkst du nicht manchmal daran, alles stehen zu lassen und neu anzufangen?

Warum? Das ständige Gerenne um Karriere und Geld kotzt mich zwar an, aber fortgehen wäre so, als würde ich davor weglaufen. Unmittelbar nach dem Unfall sagte mir jemand: Die Toten sind tot. Die Lebenden brauchen dich. Für mich ist die Gewichtung irgendwo eine andere. Als der Unfall passierte, war ich mitten in den Prüfungen zum Elektromeister. Die Prüfung habe ich mittlerweile nachgeholt. Doch mit der Weiterbildung hatte ich ja überhaupt erst angefangen, damit meine Familie etwas davon hat. Jetzt bin ich Meister. Und wozu? Ist doch irgendwie Scheiße. Letzten Endes dreht sich doch alles nur ums Essen und Trinken.

Was ist Glück für dich?

Das Leben genießen. Als meine Frau und meine Kinder noch da waren, war ich zufrieden. Petra sagte zwar mal, dass wir immer nur daheim hocken, wie die alten Leute. Aber sie war es, die immer nach Hause wollte, wenn wir mal unterwegs waren. Ich war mit unserem Leben zufrieden.

Wie gehst du mit deiner Trauer um?

Vier Jahre ist der Unfall jetzt her – 10. Juni 1998. Je mehr Zeit vergeht, desto schlimmer wird es. Für mich stellt sich immer wieder dieselbe Frage: Warum muss ich überhaupt noch da sein? Wieso, warum? Was habe ich noch für eine Aufgabe? Was hat es für einen Sinn, dass gerade ich noch da bin? Hatte es überhaupt je einen Sinn, dass ich da war?

Du bist in einer Selbsthilfegruppe. Hast du den Eindruck, dass dir diese Art der Auseinandersetzung hilft?

Ich bin zwar in der Selbsthilfegruppe »Trauerwege«, doch die Teilnehmer in dieser Gruppe haben alle noch jemanden zu Hause, mit dem sie reden können. Den Partner, wenn sie Kinder verloren haben, oder die Kinder, für die es sich lohnt, weiterzumachen. Bei mir ist gar keiner mehr da. Im ersten Jahr nach dem Unfall war ich bei einem Psychologen. Der tat so, als hätte ich eine Krankheit, die weggemacht werden müsste. So, als ob man einfach irgendein Mittelchen nehmen könnte, und dann wäre alles wieder gut.

Gibt es für dich einen Weg zu einer gewissen Form von Normalität?

In einer einzigen Sache sehe ich wieder einen Sinn: in der Arbeit auf dem Acker. Wir haben hier in der Umgebung vier Felder mit Kirschen, Quitten, Apfelbäumen und Johannisbeersträuchern. Alles andere erscheint mir sinnlos. Mein Leben war noch nie einfach. Manchmal denke ich schon, warum hängst du dich nicht besser auf, schaffst dich fort. Wirklich vorm Strick stand ich aber noch nicht. Dazu gehört ja doch noch etwas mehr. Ich muss dann immer wieder an den Film »Hinterm Horizont« mit Robin Williams denken. Und dann bekomme ich Angst, dass ich wirklich in die Hölle muss und erst danach, wie in dem Film, auf Umwegen zu meiner Familie zurückkomme.

Du lebst seit einiger Zeit in einer neuen Beziehung. Wie geht es dir damit?

Ich merke, dass diese Beziehung für mich auf der Grundlage aufbaut, dass ich meine Familie verloren habe. Meine Freundin Mechthild hat mir nie irgendwelche Vorwürfe gemacht oder Richtlinien aufgestellt. Aber ich merke immer wieder, dass ich Vergleiche anstelle. Das ist einfach so.

Hast du hier im Haus seitdem etwas verändert?

Es ist alles noch so, wie es war. Meine Freundin räumt zwar immer mal wieder etwas weg, und ihr Sohn wohnt in Lisas Zimmer, aber eigentlich hat sich nichts verändert. Auch hier am Küchentisch ist alles noch genau so. Da rechts hat Petra gesessen. Ich habe hier gesessen, und wo du jetzt sitzt, saßen die Kinder.

Beschäftigst du dich, um auf andere Gedanken zu kommen?

Die Tapete im Flur verfärbt sich gelb. Doch für wen soll ich neu tapezieren? Eigentlich will ich gar nicht so gleichgültig sein oder werden. Aber immer wieder kommt diese Sinnfrage. So geht es mir auch mit dem Obst im Garten. Früher war das alles für den Hausgebrauch. Wenn ich jetzt einkoche, schenke ich einen Teil den Kindern im Kindergarten. Klar, ich denke auch, Hauptsache das Leben genießen. Heute mit der Freundin, morgen mit der Freundin. Vielleicht kommt auch wieder eine Frau, mit der . . . Aber meine Sache ist das ja nicht, mal hierhin und mal dorthin. Meine Eltern sind seit vierzig Jahren verheiratet. Ich will eher so etwas.

Meinst du, du kannst irgendwann loslassen?

Ich kann nicht einfach so vergessen. Meine Familie ist immer noch irgendwo da drin, in meinem Herzen, aber gleichzeitig ist es da drin auch leer. Zuneigung, Liebe, Zukunft – alles ist fort.

Hättest du gern wieder Kinder?

Ich bin kein Vater mehr, und so alt, wie ich jetzt bin, werde ich wahrscheinlich auch kein Opa mehr. Und ich weiß nicht, ob ich irgendwann nochmal eine Frau mit Kindern treffen werde, bei der dann alles genauso ist, wie es einmal war. Mit Kindern hast du doch nur Ärger, sagten Arbeitskollegen zu mir. Was hast du es gut. Ich wünschte, ich hätte wenigstens eins. Die können ja gerne mal mit mir tauschen. Dann aber mit allen Konsequenzen. Wenn ich wirklich noch einmal eigene Kinder haben sollte, dann würde ich mit ihnen auch auf den Friedhof gehen zum Grab. Ich bin immer noch auf der Suche nach irgendetwas.

Wie gehst du mit deinen Erinnerungen um?

Ich habe mein Leben gelebt. Heute kommen die Erinnerungen immer wieder mal hoch, so wie Blitzlichter, zack, zack. Früher passierte das natürlich öfter. Hier im Ort sehe ich ja immer Kinder rumlaufen. Das geht auch eine ganze Zeit gut, aber dann passiert mit einem Mal etwas, das die Erinnerung wieder wachruft. Ich vergleiche natürlich ständig. Die Kinder hier im Ort, die im gleichen Alter sind wie Erik, kommen jetzt bald in die Jugendfeuerwehr.

Früher hast du viel fotografiert. Schaust du dir diese Bilder manchmal noch an?

Nein, wenn ich mir die anschaue, kommt alles wieder hoch. Das lasse ich lieber. Ich weiß, wo die Alben mit den Bildern stehen. Ab und zu schaue ich da mal drauf, aber nicht bewusst. Heute mache ich keine Bilder mehr. Für wen auch? Es ist eben nicht mehr so wie früher; da hatte ich immer einen Fotoapparat dabei, wenn wir irgendwo hinfuhren.

Du gehst noch oft auf den Friedhof zum Grab. Hilft dir das?

Am Anfang hat mir das vielleicht geholfen, aber jetzt geht es mir eigentlich nicht besser, wenn ich auf dem Friedhof war.

Wie begegnet man dir hier im Dorf?

Manche meinen, dass der Unfall nun doch schon lange genug her ist, und ich deswegen damit klar kommen müsste. Da lacht man mal in der Kneipe, und schon

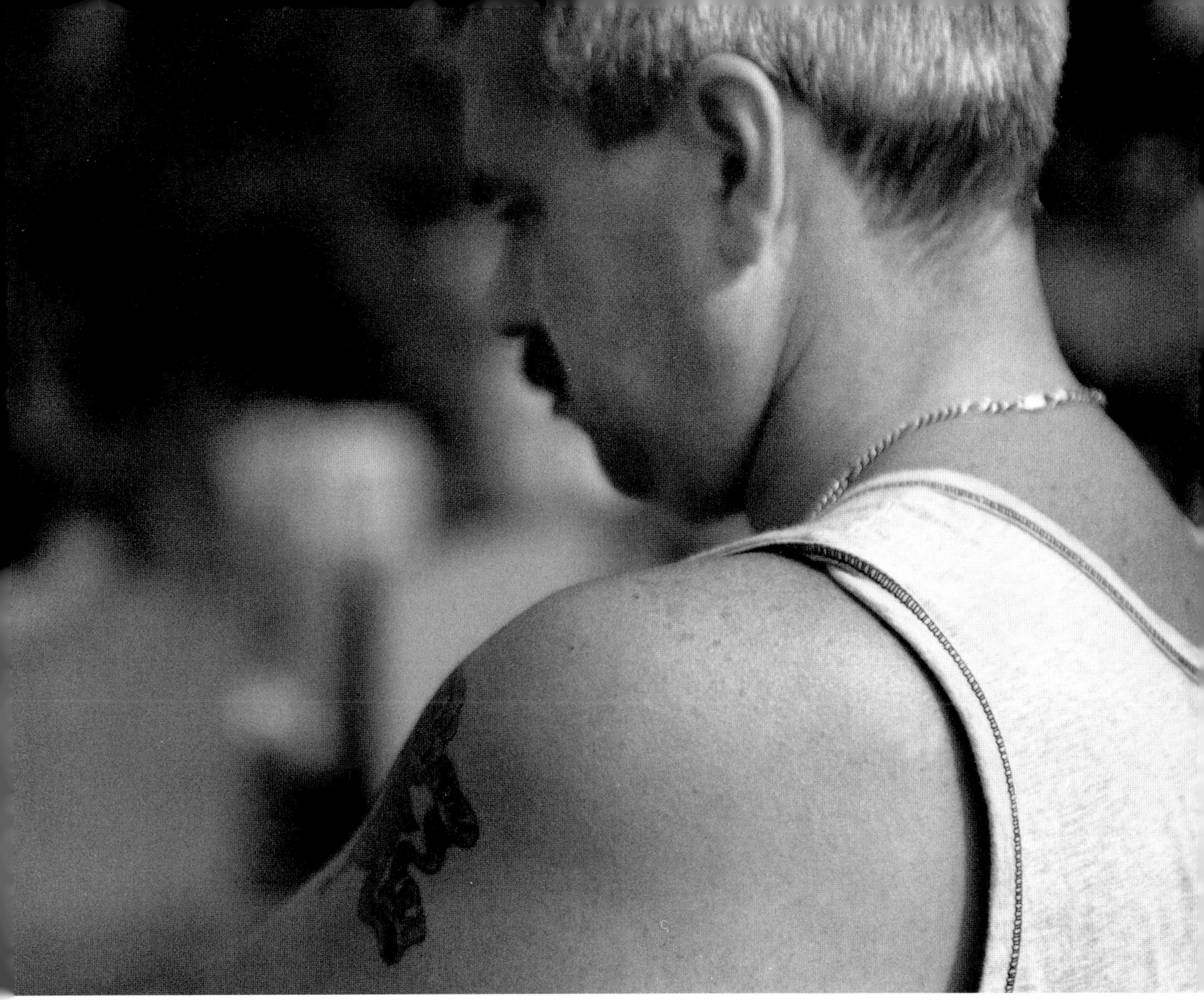

glauben alle, dass ich darüber hinweg bin. Aber ich kann nicht ständig Witze erzählen, und ich will auch nicht aller Welt immer wieder erzählen, was passiert ist.

Fühlst du dich als Ausgestoßener?

Am Anfang wurde ich schon mit anderen Augen angeschaut. Ich bin sicher, die meisten hier denken, ein Glück, dass es nicht mich, sondern den getroffen hat. Jetzt sehen alle, dass Mechthild da ist, und schon ist für die meisten Leute alles wieder in Ordnung. Ich glaube, die Leute stellen sich meine Situation so vor, als sei ein Auto bei einem schlimmen Unfall kaputt gegangen. Damit meinen sie meine Familie. Jetzt sehen sie, dass ich wieder eine Freundin habe – das Auto ist also wieder heil –, und da denken sie, jetzt ist alles wieder gut.

»Es war schön,
so geliebt zu werden,
das erlebt man selten«

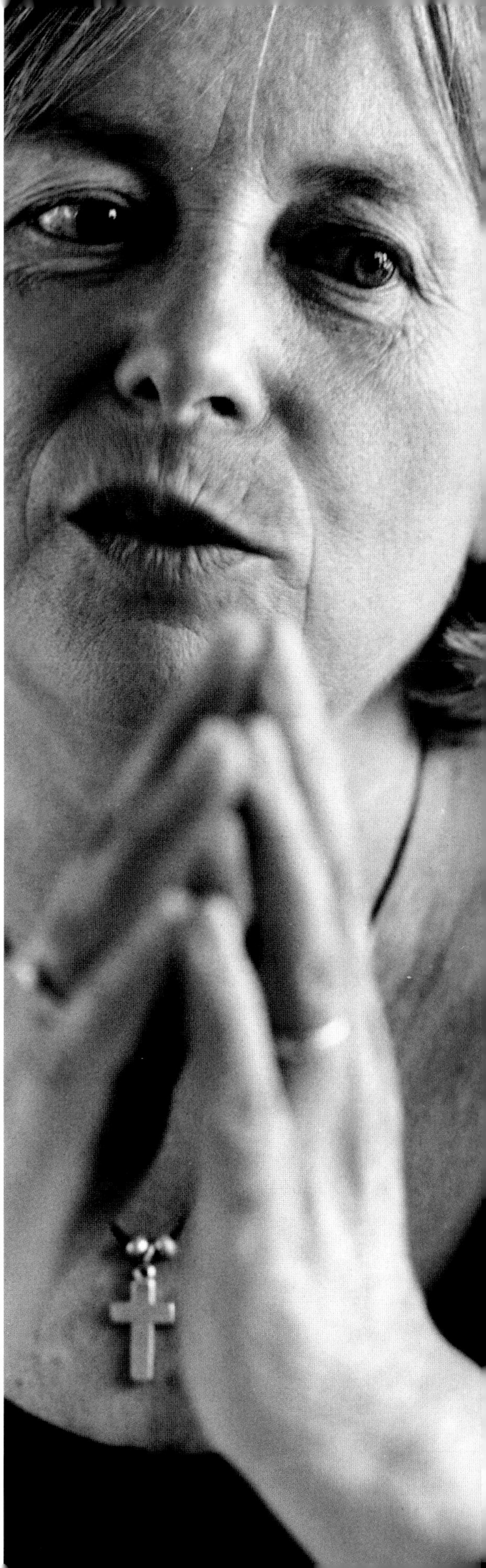

Ein schmaler, dunkler Flur führt in ein großes, helles Wohnzimmer, dessen Wände dicht an dicht mit Ölbildern behängt sind. Auf dem Boden stehen weitere Bilder. Brigitte Zander, 61, wünscht sich einen trockenen Lagerraum, um der Flut ihrer Bilder Herr werden zu können. Quer auf dem Tisch liegt eine rostrote, langhaarige Katze. Alles, was sie diesem Tier verboten hat, habe Helmut zugelassen, beklagt sich Brigitte Zander. Doch irgendwann hat sie aufgehört, die Katze zu vertreiben. Sie legt sich immer genau dorthin, wo Helmuts Platz war. Brigitte Zander zeigt mir ein dickes, weißes Buch, ihr Tagebuch, in das sie auch während Helmut R.s Krankheit geschrieben hat. Helmut R. litt an Kehlkopf- und Lungenkrebs; die Krankheit verlief sehr rapide und brachte Brigitte Zander an die Grenzen ihrer Belastbarkeit. Das Tagebuchschreiben half ihr bei der Auseinandersetzung mit der Situation. Nach Helmut R.s Tod am 30. Januar 2001 hat Brigitte Zander nicht nur das Tagebuch weitergeführt, sondern Helmut R. auch ein Jahr lang Briefe geschrieben. Sie erzählt mir, dass er rote Rosen liebte. Als sie sich kaum kannten, legte er ihr ein halbes Jahr lang jeden Tag Rosen vor die Bürotür, bis sie das erste Mal mit ihm ausging. Sie selbst mochte eigentlich gar keine roten Rosen. Da ihn diese Blumen aber so faszinierten und er ihr immer welche schenkte, hat sie sich an sie gewöhnt. Beim Hinausgehen entdecke ich auf einer kleinen Anrichte eine flache Schale voller roter Blütenblätter.

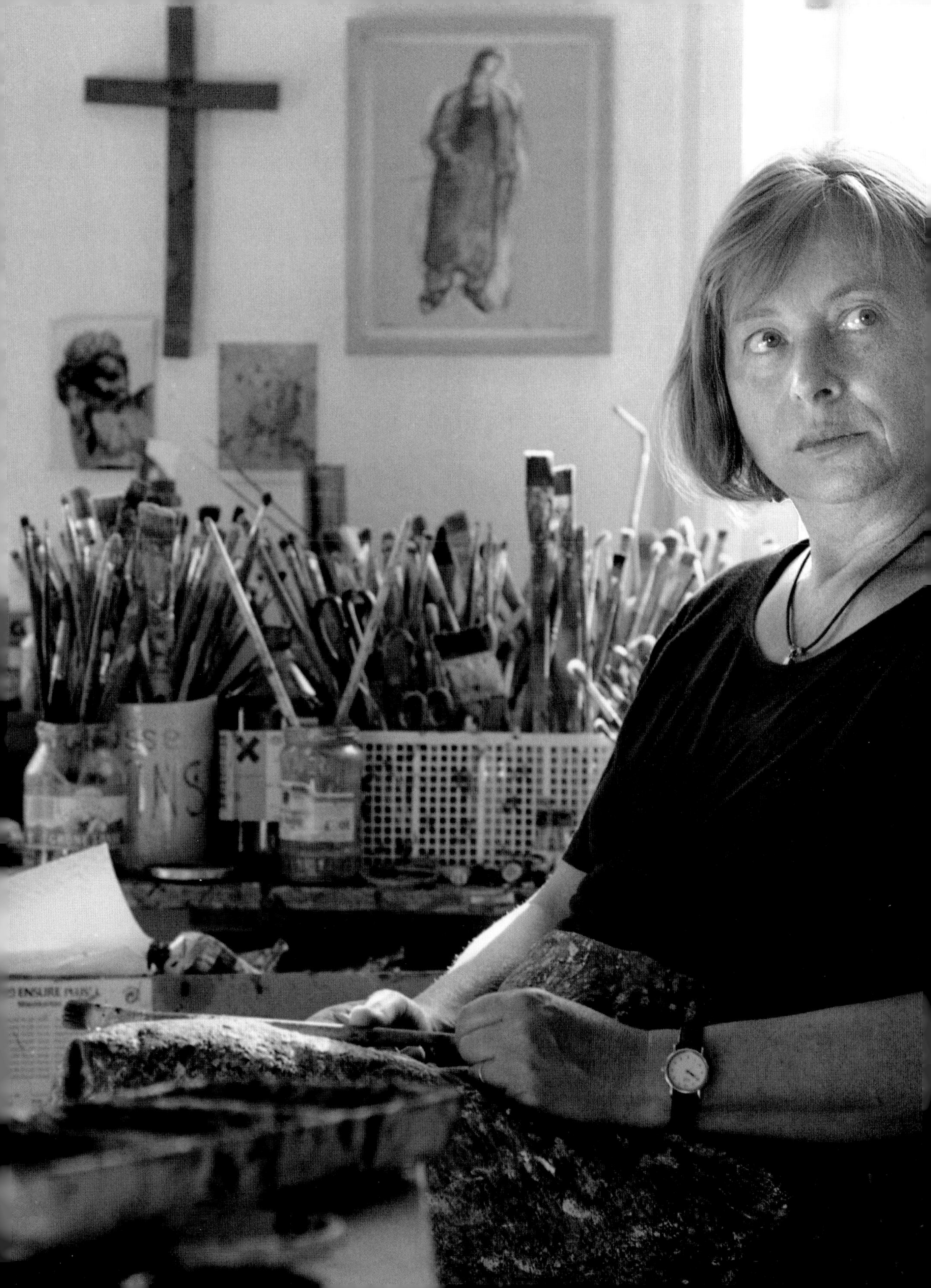

An Helmuts Todestag kamst du zehn Minuten zu spät ins Krankenhaus.

21. August 2003

In dieser Nacht konnte ich nicht schlafen. Ich hatte das Gefühl, dass Helmut stirbt. Drei Mal hatte ich versucht, auf der Station anzurufen, doch dort ging niemand ans Telefon. Am Morgen bin ich dann mit frischen Sachen zum Krankenhaus gefahren. Helmut konnte schon seit einiger Zeit nicht mehr sprechen. Man hatte ihm einen Schnitt in die Luftröhre gemacht, damit er richtig atmen konnte. Alles, was er mir sagen wollte, schrieb er auf kleine Zettel. Am Tag zuvor hatte er mir mitgeteilt, dass er morgen noch leben würde. Das beruhigte mich und ich war sicher, dass ich ihn noch lebend antreffen würde. Auf dem Flur jedoch kam mir die Ärztin entgegen. Sie hatte versucht, mich anzurufen, als ich gerade losgefahren war. In Helmuts Zettelsammlungen fand ich später Notizen, die belegen, dass er mehrmals die Bitte geäußert haben muss, dass man mich benachrichtigen solle.

Hast du dir später Vorwürfe gemacht, dass du nicht bei ihm warst?

Ich habe mich geärgert, dass ich mir vorher noch die Haare gewaschen habe, weil ich nicht so fürchterlich zerzaust und übernächtigt aussehen wollte, wenn ich zu ihm gehe. Heute bin ich aber davon überzeugt, dass ihm meine Abwesenheit geholfen hat, dieses Leben loszulassen. Ich glaube, wenn ich da gewesen wäre, hätte er es noch nicht geschafft. Er konnte nicht in meiner Gegenwart sterben. Ich hatte das Gefühl, er brauchte dazu einen Moment, in dem ich nicht da war.

Du hast Helmut drei Jahre lang zu Hause gepflegt.
Schon früh kämpfte er mit akuten Erstickungsanfällen und starken Blutungen.
Wie bist du damit zurechtgekommen?

Ich konnte in dieser Zeit alles aushalten, besser, als ich das je von mir geglaubt habe. Vorher hatte ich immer gedacht: Ich bin für alles Mögliche geeignet, nur nicht für die Arbeit als Pflegerin. Ich habe nicht geglaubt, dass ich fähig wäre, so an der Seite eines kranken Menschen zu bleiben und für ihn da zu sein. Aber ich hatte keine Schwierigkeiten damit. Die letzten Jahre haben mir die Möglichkeit gegeben, intensiver mit Helmut zusammen zu sein als vorher. Ich konnte Helmut wirklich lieben. Diese Krebskrankheit konnte ich akzeptieren, sein Problem mit dem Alkohol nicht.

Hattet ihr überlegt, in ein Hospiz zu gehen?

Am Tag vor seinem Tod hatte Helmut sich entschieden, in ein Hospiz zu gehen. Wir hatten uns vorher schon eines angeschaut, aber Helmut war zu dem Zeitpunkt noch fest davon überzeugt, dass er sofort sterben würde, wenn er dorthin käme. Als er dann im Krankenhaus merkte, dass er nicht mehr viel Zeit hatte, war er einverstanden. Für den nächsten Tag hatten wir eine Zusage für einen Platz, doch noch am Morgen dieses Tages starb er. Ich hätte es lieber gehabt, für ihn und für mich, wenn er hier zu Hause in Ruhe hätte sterben können. Davor hatte ich keine Angst. Im Krankenhaus hatte Helmut kurz zuvor auf einen Zettel geschrieben, es wäre gut, dass er jetzt Abschied nehmen kann. Er habe keinen Ausblick mehr. In der Klinik schaute er nur noch auf diese weißen Wände. Zu Hause bei mir war er eingebunden in unsere Geschichte, in achtzehn Jahre gemeinsames Leben.

Was hast du nach Helmuts Tod gefühlt?

Helmuts Tod war eine Befreiung für uns beide. Für ihn war es die ersehnte Erlösung von seinem Leiden und für mich die Erlösung von einem unerträglich langen, schweren Zustand. Ich erlebte das wie ein Wiedergeborenwerden. Mein Leben lang habe ich immer in Beziehungen gelebt, nie alleine. In meiner Freiheit jetzt erlebe ich mich wirklich als allein lebende Person. Dieses Gefühl, befreit zu sein, und das Wissen, dass Helmut gut aufgehoben ist, halfen mir in meiner Trauer. Ich hatte dabei kein schlechtes Gewissen. Die Beziehung war abgerundet. Rund und erledigt. Das hört sich hart an, aber wir haben uns beide gewünscht, dass er erlöst wird, und das hat sich mit seinem Tod erfüllt. Ich war auch oft traurig, dass ich nun nicht mehr mit ihm sprechen kann. Wir wollten noch viel verreisen.

Habt ihr über den nahen Tod sprechen können?

Vor der Krankheit haben wir ganz normal darüber gesprochen. Helmut hat sich auch mit Philosophie beschäftigt, Dinge wie Sterben und Tod waren absolut natürliche Themen für ihn. Während der Krankheit haben wir darüber nur gesprochen, wenn ich wissen wollte, wie es ihm damit geht. Helmut hat sehr gelitten. Er wollte, dass ich ihn nach Holland bringe, oder dass ich ein Mittel in seine Sondenernährung spritze, damit er erlöst würde. Ich war aber der Meinung, dass Gott für ihn schon den richtigen Moment finden würde. Außerdem wollte ich ihn nicht umbringen. Ich habe gebetet, dass seine Leidenszeit verkürzt werden würde. Es ist natürlich leicht, zu sagen: halte durch, halte durch, wenn man nicht selbst diese Schmerzen und Ängste hat. Ich bin sicher, Helmut hat in dieser Zeit den Tod als Gefährten gesehen. Er hat ihn sich sehr, sehr herbeigesehnt.

In deinem Tagebuch hast du auch Zeichnungen von Helmut. Hast du ihn auch im Krankenhaus gezeichnet?

Ja, am Abend vor seinem Tod habe ich ihn gezeichnet. In diesem Bild erkennt man in seinem Gesicht die ganze Anspannung, die Schmerzen. Auch auf seinem Totenbett habe ich ihn gezeichnet. Sein Gesicht und seine Haut sind da völlig entspannt und ruhig. Ich habe beschlossen, diese furchtbare Geschichte von Helmuts Krebskrankheit zu bearbeiten, indem ich ihm Briefe schreibe. Seine Söhne sollen dieses Buch, mit seinen Zetteln aus dem Krankenhaus, meinen Zeichnungen und den Briefen später einmal bekommen.

Welche Rolle hat für dich das Ritual des Trauerjahres gespielt?

Dieses Jahr habe ich sehr bewusst begangen und es auch als Trauerjahr gelebt. Ich stürzte mich nach Helmuts Tod zwar in die Arbeit, sagte mir aber auch: Deine Trauer ist wichtig. Bis Ostern habe ich ausschließlich schwarze Kleidung getragen. Danach habe ich eine Farbe dazu genommen. Das hat mir geholfen. Man zollte mir Respekt. In dieser Zeit verlor ich noch acht weitere Freunde aus meinem engsten Bekanntenkreis. Für mich war das, auch in meinem Beruf als Sozialpädagogin in einer Einrichtung für ältere Menschen, eine sehr konzentrierte Auseinandersetzung mit dem Tod. In diesem Trauerjahr schrieb ich viele Briefe an Helmut, in denen ich das Geschehene verarbeitete. Ich habe mich aber auch bewusst entschieden, nach diesem Jahr keine Briefe mehr an ihn zu schreiben. Meine letzten Zeilen an ihn waren: Du lebst in mir weiter, in vielfältigsten Erinnerungen, in bestimmten Musikstücken, in Sendungen, die ich sehe, in Filmen und Fotografien von Orten, an denen wir waren. Und tausend Sachen mehr. Leb wohl, da wo du bist.

Wie hast du die Zeit nach dem Trauerjahr erlebt?

Nach dem Trauerjahr bin ich aufgeblüht wie der Frühling nach einem ganz langen, harten Winter.

Hat sich deine Malerei durch Helmuts Tod verändert?

Seit Helmut tot ist, merke ich, dass die Schwermut aus meiner Bildersprache gewichen ist, meine Bilder sind jetzt lebendiger, farbenfroher. Viele haben mir gesagt, wie froh sie sind, dass meine dunkle Periode vorbei ist. Die dunkelblau-grünen Farben haben manche nicht mehr sehen wollen. Meine Bilder sind für mich eine Meditation mit dem Pinsel. Die Malerei ist für mich auch immer eine Auseinandersetzung mit Gott und eine Auseinandersetzung mit meiner Umwelt. Und ich freue mich, wenn Menschen in meinen Bildern Trost finden.

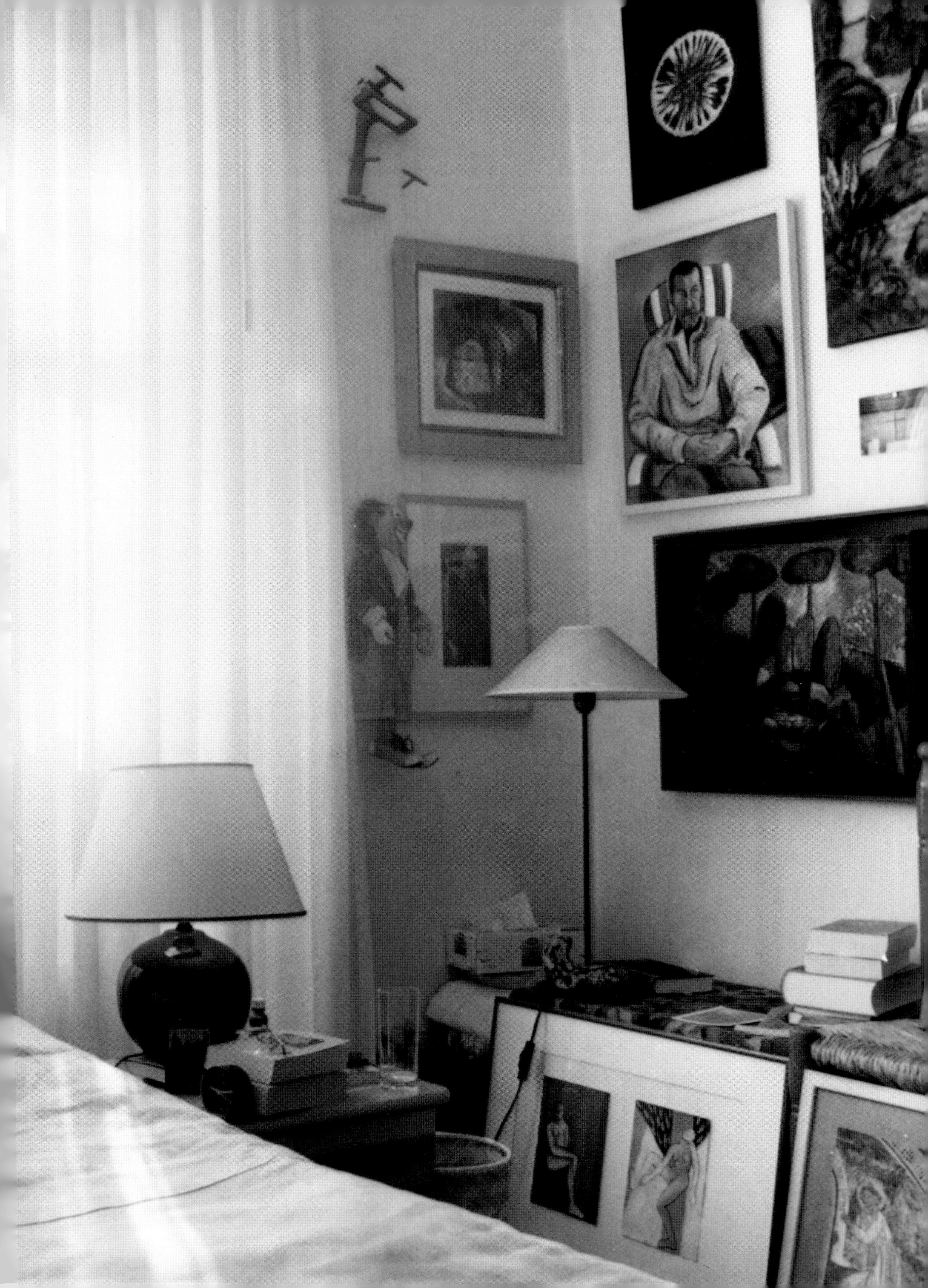

Du hast, bevor du Helmut kanntest, eine Ausbildung zur Therapeutin für alte Menschen, Kranke und Sterbende gemacht. Warum?

Ich trennte mich gerade von meinem Mann, mein Kind war gestorben, meine Mutter und mein Bruder starben ebenfalls. In dieser Ausbildung habe ich auch meine eigene Trauer verarbeitet. Nach der Scheidung von meinem ersten Mann habe ich fast sieben Jahre gelitten. Diese Zeit brauchte ich, bis ich ihn auch aus meinen Träumen heraus hatte. Und danach wurde mir wichtig, dass ich ihn auch in meinen Gedanken und Träumen beerdigen kann. Ich lernte den Umgang mit Verlust, mit Trauer und Schmerzen, aber auch, dass es wichtig ist, bestimmte Rituale für sich zu finden. Sei es, in dem man Briefe schreibt, Dinge verbrennt oder beerdigt. Das ganze Leben ist von Beginn an ein Prozess des Abschiednehmens, des Loslassens. Wir begegnen jemandem und verabschieden uns wieder von ihm. Man geht eine Wegstrecke mit jemandem zusammen und trennt sich dann wieder. Letztlich ist das Leben ein Augenblick. Ein Augenblick, der gefüllt werden muss. Je mehr ich mich mit dem Tod beschäftigt habe, desto mehr habe ich mich dem Leben zugewendet.

Helmut und du, wie habt ihr euch kennen gelernt?

Als ich Helmut das erste Mal traf, war er ganz unten. Er hatte alles verloren und war Sozialhilfeempfänger. Er hatte sich seine eigene Welt geschaffen, war wie ein Fremdling auf Wanderschaft. Das zeigte sich auch an seinen hunderten von Taschen mit denen er lebte. Rucksäcke, Handtaschen und Koffer. Früher hatte er eine Professur für Deutsche Sprache an der Maryland Universität in Heidelberg und gab in einem Wirtschaftsunternehmen Englischunterricht. Seine damalige Frau trennte sich von ihm und bewirkte, dass ihm das Sorgerecht für seine drei Söhne abgesprochen wurde. Das hat er nicht verkraftet. Über das Sozialamt bekam er eine Stelle in einer sozialen Einrichtung, in der ich auch arbeitete. Ich dachte damals, wenn ich ihn genug lieben würde, könnte ich ihn vom Alkohol abbringen und mit dieser Illusion bin ich in die Beziehung gegangen. Ich habe es immer wieder versucht, aber ich musste lernen, dass es manchmal nur mit Härte geht. Helmut war für mich der einsame Wolf, der alleine durch die Wälder zieht und sein schauriges Geheule hören lässt. So habe ich ihn oft empfunden. Ich war eine Begleitung in den letzten Jahren seines Lebens.

Welche Gemeinsamkeiten haben euch verbunden?

Helmut hat sehr gerne Western gesehen. Alle. Wir haben unendlich viele Western zusammen gesehen, am liebsten die mit John Wayne in der Hauptrolle. Der schießt erst und stellt dann Fragen. Das hat Helmut gefallen. Nach Helmuts Tod habe ich mir diese Filme in Erinnerung an ihn angeschaut. Er war auch immer von Columbo begeistert. Von seinem Drecksauto, dem Understatement mit dem abgetragenen Trenchcoat und dieser Handbewegung: Übrigens, noch eine Frage. Ich habe jetzt

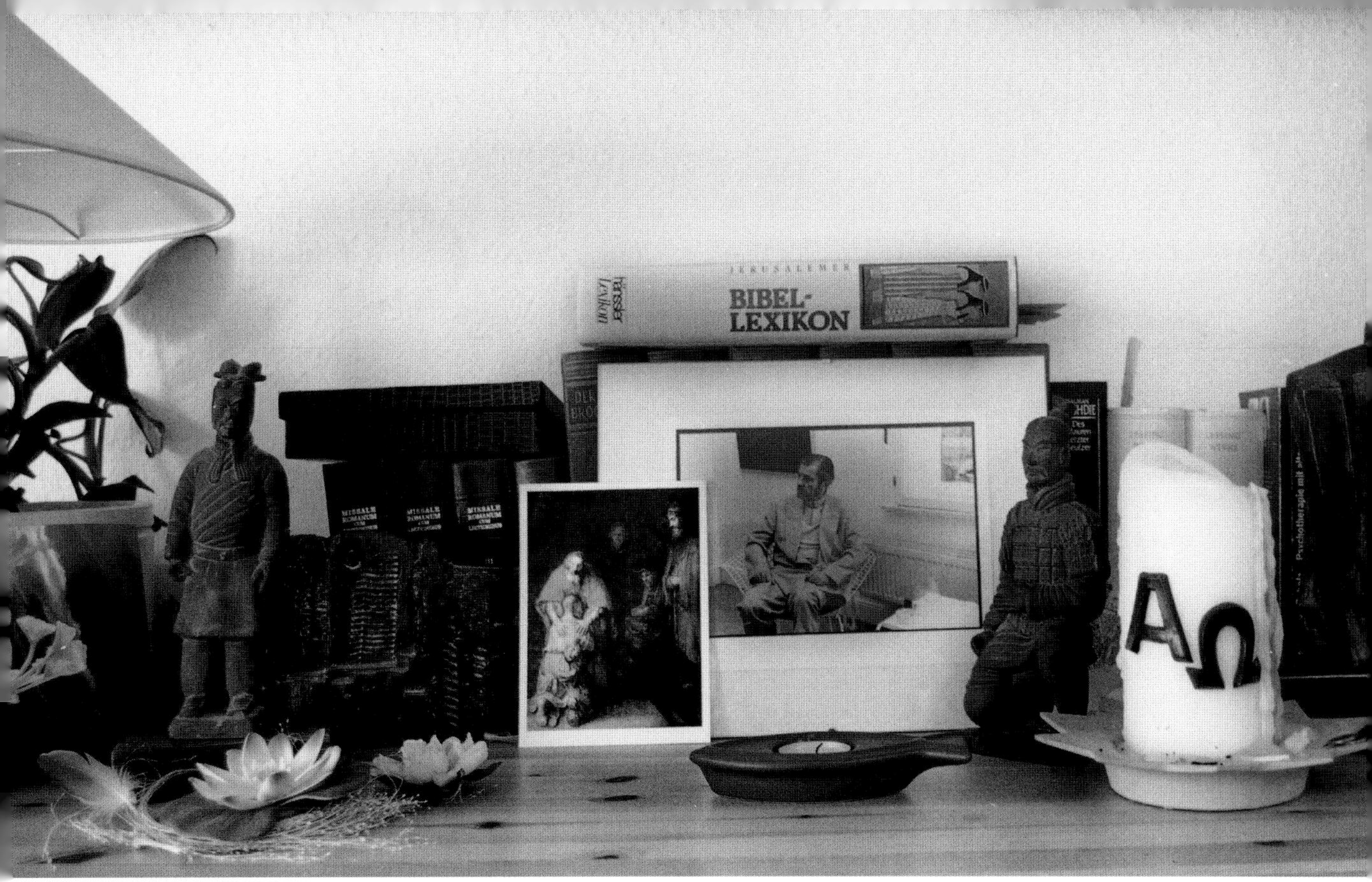

Foto von Helmut R.

schon lange Zeit keinen Western mehr angesehen. So mein Helmut, sagte ich irgendwann, jetzt kenne ich alle deine *Columbos* auswendig, und all die Western schaue ich mir auch nicht mehr an. Jetzt schaue ich mir die Krimis an, die mir Spaß machen und auch meine Liebesfilme, die du nie anschauen wolltest. Wir haben uns aber auch viel unterhalten. Wir hatten teilweise sehr unterschiedliche Auffassungen, und haben viel über Gott und die Welt diskutiert und gestritten. Das Schönste in den letzten Jahren mit Helmut war, dass es mir gelungen ist, seine drei Söhne aus seiner ersten Ehe mit ihm zu versöhnen. Man hatte Helmut ja das Sorgerecht entzogen, und dadurch hatte er jahrzehntelang keinen Kontakt mit ihnen. Für diesen Kontakt bin ich jetzt sehr dankbar. Mit der Zeit ist eine sehr schöne Kommunikation entstanden, die ich als Geschenk empfinde.

Ist das Helmuts Ring, den du am Finger trägst?

Helmut und ich waren nie verheiratet. Wir hatten uns aber entschieden, einfach so zu tun, als wenn wir es wären. Also haben wir auch Ringe getragen. Es waren die Ringe meiner Eltern. Helmut trug den Ehering meines Vaters, und seit seinem Tod trage ich beide Ringe zusammen.

Welche Bedeutung hat Erinnerung für dich?

Wenn man sich nicht mehr erinnert, ist man nicht offen für Neues. Dann schließt man sich von etwas ab, das man nicht mehr anschauen mag. Für mich ist das eine Form der Verdrängung. Erinnern ist ein Verarbeitungsprozess. Ich lebe mit meinen Erinnerungen. Das bedeutet aber auch, dass ich mich allem Neuen zuwende, neuen Menschen dadurch offen begegnen kann. Erinnerung ist wichtig, so wie auch Zeitzeugen wichtig sind.

Kannst du dir vorstellen, eine neue Beziehung einzugehen?

Ich weiß genau, ich könnte jederzeit eine neue Beziehung eingehen. Das wäre in Ordnung. Aber ich habe Helmut hier in meiner Nähe, er ist in mir, er ist ein wichtiger Teil meines Lebens geworden und einfach immer da. Das genügt mir.

Wie gehst du mit Abschied und Neubeginn um?

Ich versuche, ständig in diesem Abschiednehmen und Loslassen zu leben. Im Mittelalter sprach man von der ars moriendi – der Kunst zu sterben. Die wirkliche Kunst besteht aber meiner Meinung nach darin, sich an einem Tag alles einzuverleiben, aber auch alles wieder loszulassen. Ein Abschied ist auch gleichzeitig immer ein Neubeginn. Es geht darum, das zu lernen. Man kann lernen, sich mit sich selbst innerlich zu unterhalten. Dadurch, dass ich durch Helmuts Tod auf mich alleine zurückgeworfen wurde, habe ich ganz neue Begegnungen mit mir selbst. So sehe ich das. Es sind neue Lebensmöglichkeiten, neue Erfahrungsfelder da. Es ist etwas Tolles, gestärkt aus einer Krise herauszukommen, die man selbst gemeistert hat. Danach bin ich stärker, nicht schwächer. Ich muss aus der Situation, dem Lebensabschnitt heraustreten und muss mich auf etwas Neues einlassen, und wenn es nur darum geht, dass ich lerne, alleine zu verreisen, alleine in einem Hotel zu sein, oder alleine durch einen Wald zu gehen. Das waren einmal Horrorvorstellungen für mich. Heute nehme ich ein Mobiltelefon und die Nummer vom Hotel mit, damit ich anrufen kann, falls ich tatsächlich mit gebrochenem Knöchel im Wald liegen sollte.

Wie fühlst du dich heute?

Im Herbst dieses Jahres endet meine Berufszeit als Sozialpädagogin. Dieses Jahr nehme ich bewusst als ein Jahr des Abschiednehmens wahr. Bei allem, was ich mache, sage ich mir: Das ist das letzte Mal. Ich spüre das ganz stark. Ich habe sehr gemischte Gefühle bei diesem Abschiednehmen: Trauer, Freude und Neugier auf das neue Leben. Ich habe mich immer schon darauf gefreut, mich ganz der Malerei hingeben zu können. Und ich werde auch in der Kulturarbeit und im Kirchenvorstand aktiv werden. Ich habe das Gefühl, als hätte ich mit der Zeit einen großen Garten angelegt und würde nun schauen, wie die Pflanzen dort wachsen und gedeihen. Ich muss nur hinaus auf meine Terrasse gehen, um zu sehen, wie es den

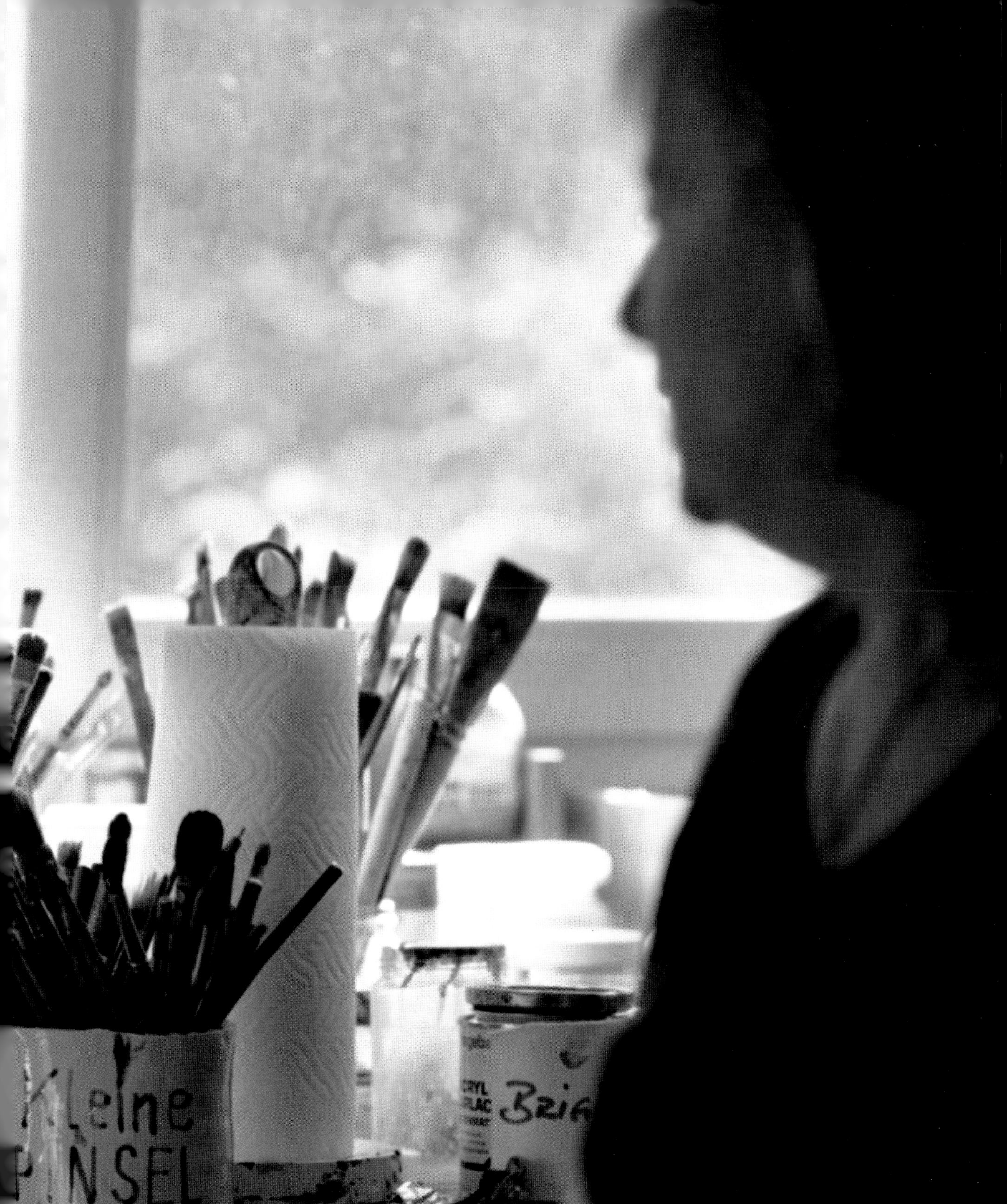

Pflanzen so geht. Einige blühen, andere verwelken, wenn ihre Zeit vorüber ist. Was ich damit meine: Mir ist sehr bewusst, dass alles ein Werden und Vergehen ist. Was ich jetzt übe, ist Achtsamkeit und Gelassenheit. Jetzt muss ich alles alleine machen, aber das lerne ich auch noch.

Welche Pflanze wäre Helmut in diesem Garten?

Helmut wäre ein kräftiger Baum gewesen. Genau der Baum, der in Wind und Wetter hier vor unserem Fenster stand. Dieser Baum ist zu einem Lebenssymbol für ihn geworden. Dieses Werden und Vergehen hat ihm Kraft gegeben. Er hat ihn in den letzten Monaten immer von seinem Platz auf der Terrasse aus betrachtet. Ich selbst bin auch eine Baumliebhaberin und binde gerne Bäume in meine gemalten Landschaften ein. Kurz nach Helmuts Tod ist dieser Baum hier vom Hausbesitzer gefällt worden.

In deinem Schlafzimmer hängt ein Ölbild von Helmut. Wann ist das entstanden?

Kurz vor seinem Tod. Ich habe ihn gemalt, als er auf seinem Stuhl auf der Terrasse saß. Auf dem Bild sieht es so aus, als wenn er in irgendetwas anderes hineinschaut. Er wirkt sehr nachdenklich, traurig, als würde er Abschied nehmen. Als er das Bild sah, hat er sich gewundert, dass er so aussieht. Für mich war es wichtig, ihn noch einmal zu malen. Es war schön, so geliebt zu werden. Das erlebt man selten.

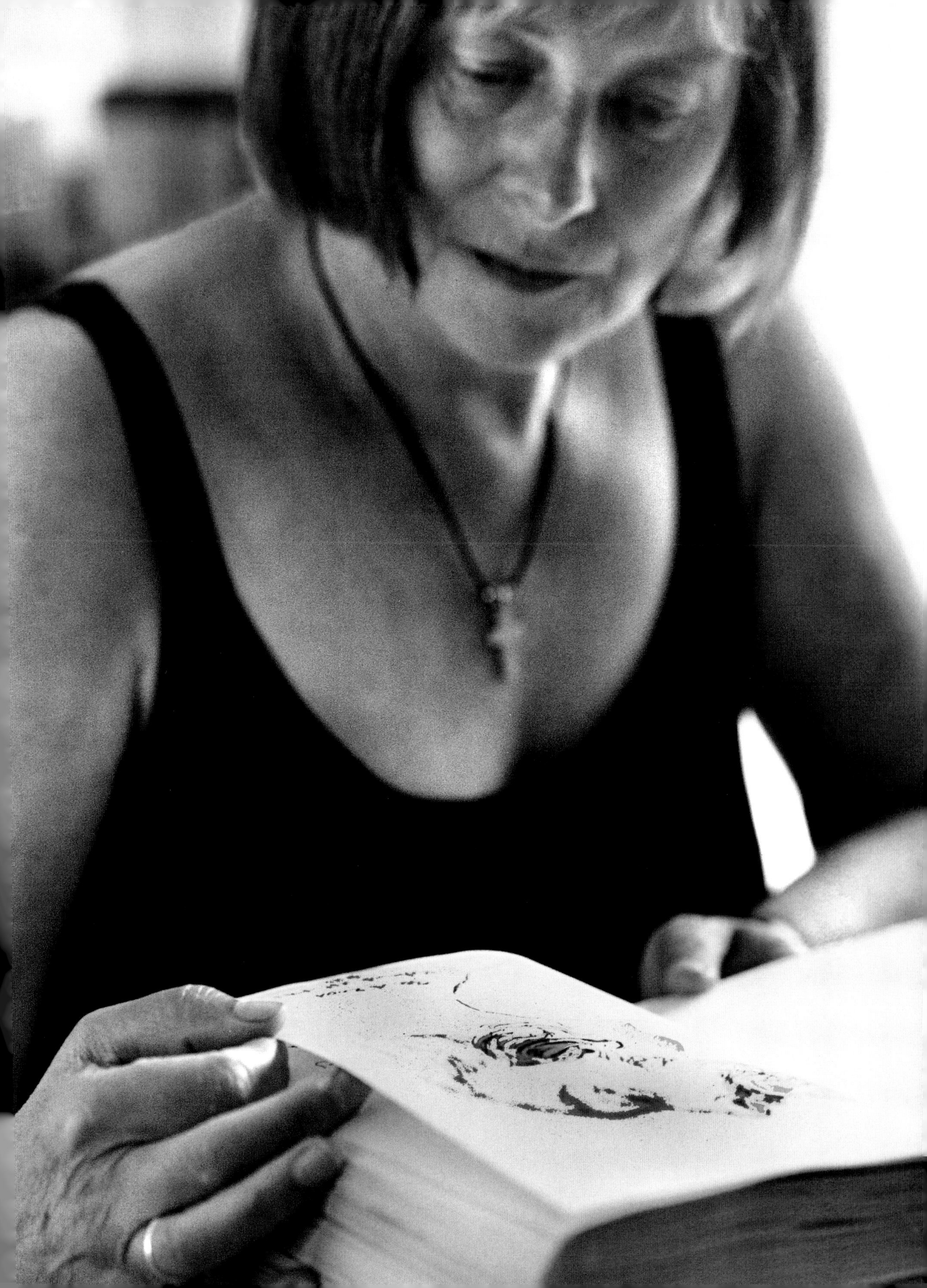

*»Bei allem, was jetzt an Schönem passiert –
ein Stück Trauer wird mich
immer begleiten«*

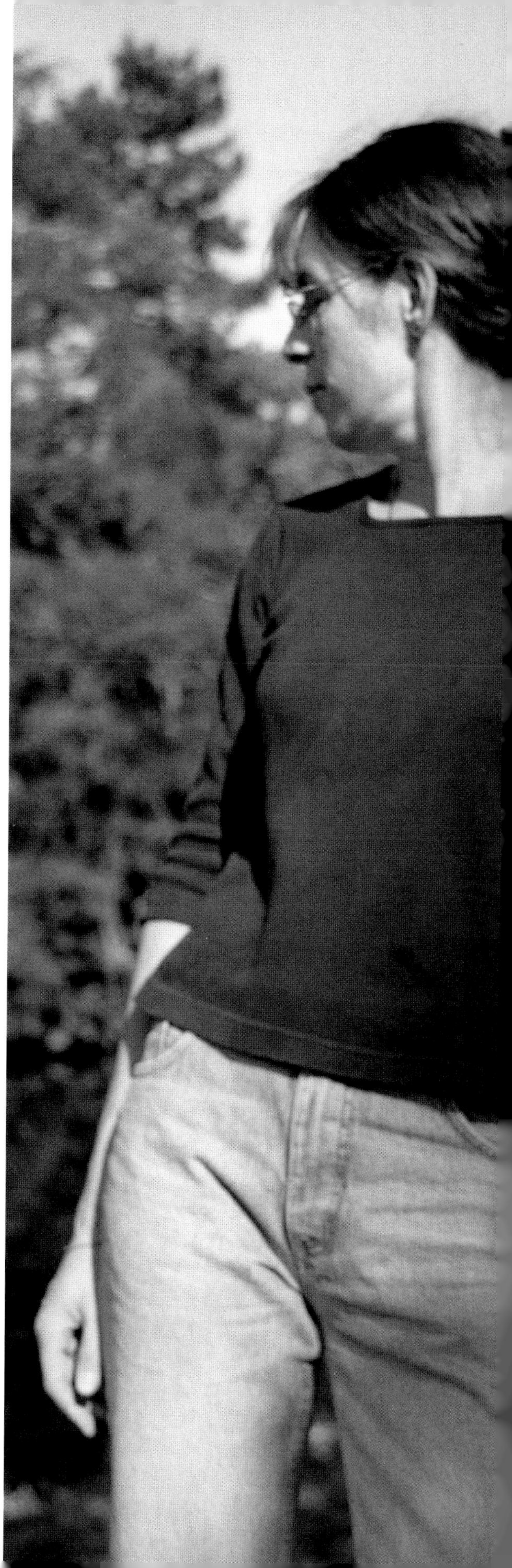

Bei einem Umzug vor drei Jahren verbrannten Möbel und persönliche Dinge von Andrea D., 38, und ihrem Mann Jörg. Was das Feuer verschonte, vernichtete das Löschwasser der Feuerwehr. Viele Sachen, die ihnen lieb und teuer waren, wurden zerstört. Mit wenig Hab und Gut kamen Andrea D. und Jörg in ihrem neuen Haus an. Kurze Zeit später, am 23. April 2001, starb Jörg an einem Herzinfarkt – ein völlig unerwarteter, plötzlicher Tod. Andrea D. und Jörg hatten sich vorher keinerlei Gedanken über den Tod gemacht. Beide waren Mitte dreißig, ihr drittes Kind war gerade vier Wochen alt. Nachdem ihr Mann so plötzlich aus dem Leben gerissen worden war, gab es für Andrea D. mehrere Ortswechsel. Vor einer Woche ist sie mit ihren drei Kindern, ihrem neuen Partner Julius und dessen Sohn in ein neues Haus eingezogen. Es ist ein Neubeginn – der letzte, so wünscht sie sich. Küche und Wohnzimmer entsprechen noch nicht genau ihren Vorstellungen, aber die Dinge haben hier vorübergehend ihren Platz gefunden. Für Andrea D. ist jetzt wichtig, hier und in sich selbst zur Ruhe zu kommen.

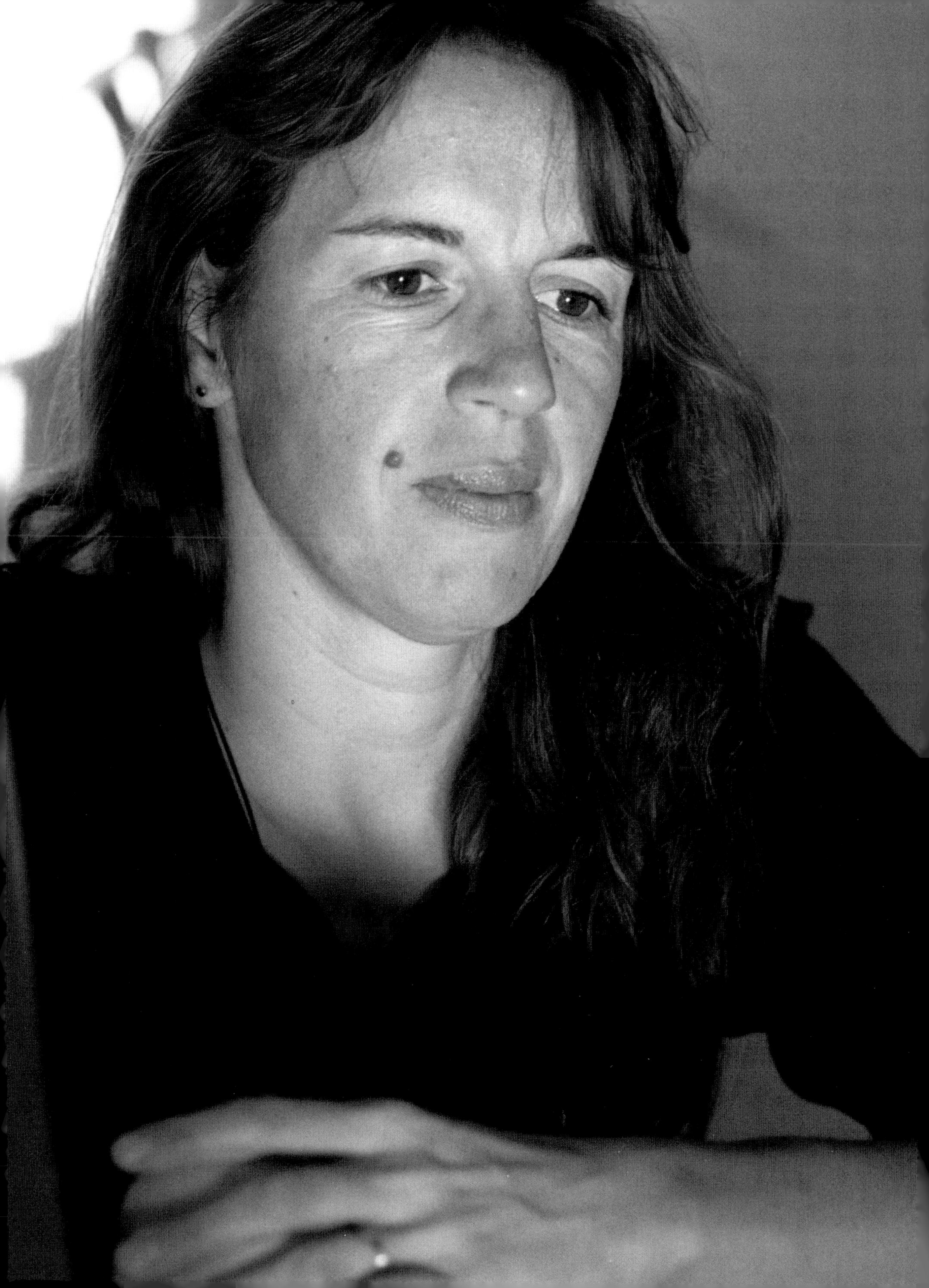

Jörg starb am so genannten Sekundenherztod. Es gab keinerlei Vorzeichen. Hast du dir Vorwürfe gemacht?

12. August 2003

Klar, immer wieder die gleichen Fragen: Warum warst du unten im Garten und nicht oben bei ihm? Warum hast du ihm nicht geholfen? Ich habe lange gebraucht, um zu erkennen, dass ich wahrscheinlich nichts für ihn hätte tun können. Diese Erkenntnis kam erst, nachdem ich mit vielen Leuten gesprochen hatte, die auf die gleiche Art jemanden verloren haben, und die das ähnlich erlebt haben. Immer wieder wurde mir gesagt: Du hättest daneben stehen können und hättest ihm nicht mehr helfen können. Zum anderen stand fest: Wenn es gelungen wäre, Jörg wiederzubeleben, hätte er irreversible Schäden gehabt. So hätte er nicht leben wollen, dafür war er viel zu aktiv. Jedem Menschen ist es letztendlich vorbestimmt, wann er stirbt – diese Erkenntnis hat mir geholfen. Trotzdem, dieser plötzliche Verlust war bitter. Wäre er vorher krank gewesen, dann hätte ich ihn pflegen und so auch Abschied nehmen können.

Welche Gefühle und Gedanken haben dich nach Jörgs Tod bewegt?

Ich bin jemand, der jede Schuld auf sich lädt. Immer wieder habe ich mich gefragt: War es denn so schlimm mit mir, dass er gleich sterben musste? Er hätte doch etwas sagen können. Diese Art von Selbstanklage bemerkte ich bei meinem ersten Trauerseminar. Viele Menschen beschäftigen sich mit diesen Fragen: War ich nicht gut genug? Warum konnte ich diesen Menschen nicht im Leben halten? War ich es diesem Menschen nicht wert, im Leben zu bleiben? Für mich war wichtig, zu akzeptieren, dass es ein übergeordnetes Schicksal gibt. Ich kann nicht alles Gott anlas-

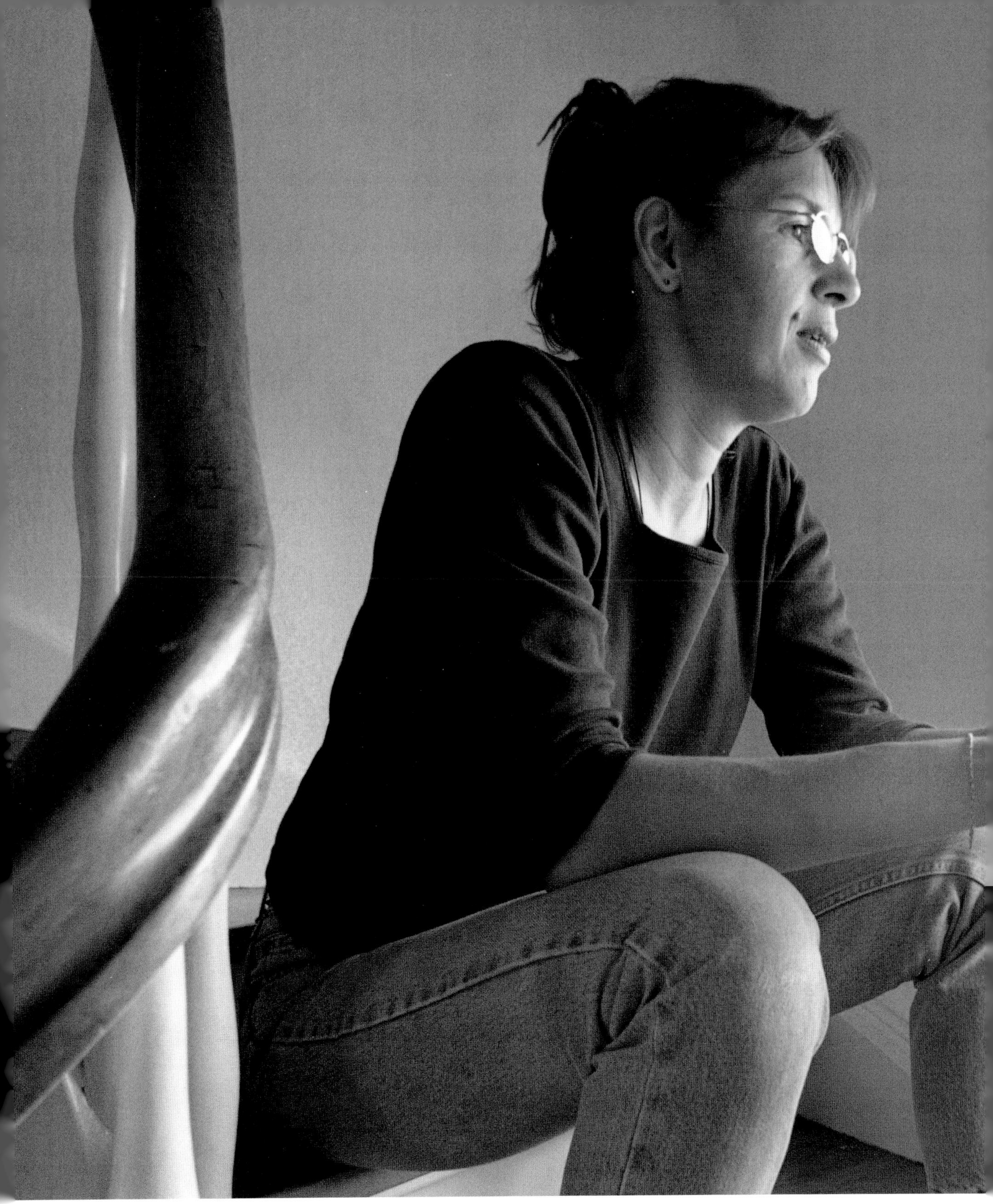

ten, was auf dieser Welt anders läuft, als ich es mir vorstelle. Ob man nun an Gott glaubt oder an ein übergeordnetes Wesen – an die Vorbestimmung glaube ich schon. Daran, dass es jedem vorbestimmt ist, wann er stirbt. Und deshalb hätte ich Jörgs Tod auch nicht verhindern können. Dies so klar zu bekommen, war wirklich hart. Aber es reichte mir nicht, das vom Kopf her zu akzeptieren. Ich musste es auch fühlen. Ich musste das Gefühl haben, dass es wirklich richtig so ist. Neben den Schuldgefühlen hatte ich auch viel Wut und Ärger in mir, darüber, dass Jörg mich mit drei Kindern alleine hatte sitzen lassen. Eine Freundin hat damals diese Gefühle verstanden und mich bestärkt, diese Wut zuzulassen und auszusprechen. Mit meiner Familie zum Beispiel hätte ich darüber nicht reden können, die hätten mich überhaupt nicht verstanden. Ich gehöre nicht zu denen, die in ihren Erinnerungen schwelgen und im Rückblick alles nur noch toll und wunderbar finden. Jörg steht bei mir auf keinem Sockel. Ich bin nicht bereit, nur weil mein Mann tot ist, und man nicht über Tote schimpfen darf, nur noch die schönen Seiten zu sehen und die Erinnerung zu verklären. Wir sind zusammen gewachsen, wir haben uns zusammen entwickelt. Das ging, wie bei vielen anderen auch, nicht ohne Reibereien. Ich habe nach Jörgs Tod zum Glück keine Freunde verloren. Ich unterscheide aber schon, mit wem ich über was rede. Ich habe wirklich nur mit den Leuten geredet, von denen ich wusste, dass sie mir nicht in den Rücken fallen würden.

Wie erlebt deine Familie den Verlust?

Nachdem mein Mann ein halbes Jahr tot war, rief mich meine Schwägerin an und gestand mir, dass sie jetzt beginnen würde, Jörg richtig zu vermissen. Dadurch wurde mir klar, dass ich in meiner Verarbeitung viel weiter war und bin als meine Familie. Ich muss mich jeden Tag mit dem Verlust auseinandersetzen. Jeden Tag merke ich, dass sich etwas verändert hat; im Alltag meiner Familie hat sich nichts verändert. Darum kann ich mit ihnen nur über manche Dinge reden. Sie hinken in ihrer Verarbeitung weit hinter dem her, was ich an Auseinandersetzung bereits durchmachen musste, an Trauer bewältigt habe. Nach Jörgs Tod stand ich erstmal da und dachte, die Welt müsste stehen bleiben – aber der Erdball drehte sich weiter. Das war für mich eine harte Erkenntnis, aber ich musste akzeptieren, dass das Leben tatsächlich weitergeht. Jeder hat eine andere Art, mit dem Verlust eines lieben Menschen fertig zu werden. Manche mögen das gut verdrängen können und damit das Geschehene totschweigen. In irgendeiner Form wird es aber immer wieder hochkommen.

Würdest du dir wünschen, mit deiner Familie über Jörg sprechen zu können?

Mittlerweile nicht mehr. Ich habe es jetzt für mich hingenommen. Ich kann niemandem das Gespräch aufzwingen. Ich denke, letztendlich müssen sie mit ihrer Trauer auf ihre Art klarkommen. Wenn das Reden darüber nicht ihr Weg ist, meiner ist es. Ich muss darüber reden, sonst platze ich. Und wenn ich nicht mit meiner Familie reden kann, muss ich mir eben andere Leute suchen. Ich rede sehr viel mit Freunden, auch im Beisein der Kinder.

Was müsste sich ändern, damit die Kommunikation zwischen Verwitweten und der Gesellschaft offener wird?

Viele bieten ihre Hilfe an, aber als Verwitwete bekommt man das Gefühl, dass es nicht immer ernst gemeint ist, oder dass die Leute froh sind, wenn man ihre angebotene Hilfe nicht in Anspruch nimmt. Ich habe mit der Zeit gelernt, diese Hilfe in praktischer Form in Anspruch zu nehmen. Also auf Leute zuzugehen und zu fragen: Kannst du das mal für mich machen? Die Gesellschaft soll uns nicht wie rohe Eier anfassen. Viele trauen sich oft nicht, den Verstorbenen zu erwähnen, aus Angst, einem weh zu tun; auch die Vorstellung, der Hinterbliebene könnte gleich anfangen zu weinen, wenn nur der Name des Verstorbenen fällt, überfordert manche. Es tut aber viel mehr weh, wenn der Verstorbene gar nicht erwähnt wird. Dann kommt bei mir der Gedanke auf, dass die anderen schnell wieder zur Tagesordnung übergehen wollen, und dass Jörg dadurch weiter in Vergessenheit gerät, dass er noch einmal stirbt. Wenn ich das Gefühl habe, mein Gegenüber will nichts davon hören, möchte nicht damit konfrontiert werden, dann traue ich mich auch nicht, von mir aus von Jörg zu erzählen. Ich verstehe natürlich die Angst, dabei seine eigene Sterblichkeit vorgespiegelt zu bekommen. Das erschreckt. Aber wir bekommen nun mal von niemandem eine Garantie auf lebenslänglich. Der Schritt aufeinander zu sollte von beiden Seiten getan werden. Die Hinterbliebenen sollten die angebotene Hilfe annehmen, die anderen sollten sich trauen, im Beisein der Hinterbliebenen über den Toten zu reden. Man muss gar keine großen Dinge bewältigen, manchmal geht es um ganz kleine Dinge: einfach da sein, zuhören.

Jörg und du, ihr habt den klassischen Rollentausch gelebt. Wie war es für dich, als du dich plötzlich auch noch um Kinder und Haushalt kümmern musstest?

Ich bin nicht die geborene Hausfrau. Tüddelkram liegt mir nicht. Es war nicht nur bitter, mich von meinem Mann trennen zu müssen, es war auch bitter, mich von meinen beruflichen Zielen verabschieden zu müssen. Und von unseren gemeinsamen Plänen und Vorstellungen. Jörg hätte Arbeit gefunden, aber völlig unterbezahlte. Davon hätte er keine Familie mit drei Kindern ernähren können. Irgendwann wurde er auf eine Anzeige vom Arbeitsamt aufmerksam: »Leben und Arbeiten in Schweden«. Wir haben oft darüber gesprochen. Jörg wollte weg aus Deutschland. Wir waren ein paarmal in Dänemark, und so kam er darauf, dass Schweden bestimmt auch klasse ist. Ich äußerte oft meine Bedenken, aber er war total motiviert und überzeugt, dass in Schweden alles besser würde. Mit dieser einen Ausnahme war sonst immer ich diejenige, die vorankommen wollte. Ich war vier Jahre lang als Krankengymnastin selbstständig. In dieser Zeit kam das erste Kind, und ich habe beides unter einen Hut gebracht. Später habe ich in einer Schu-

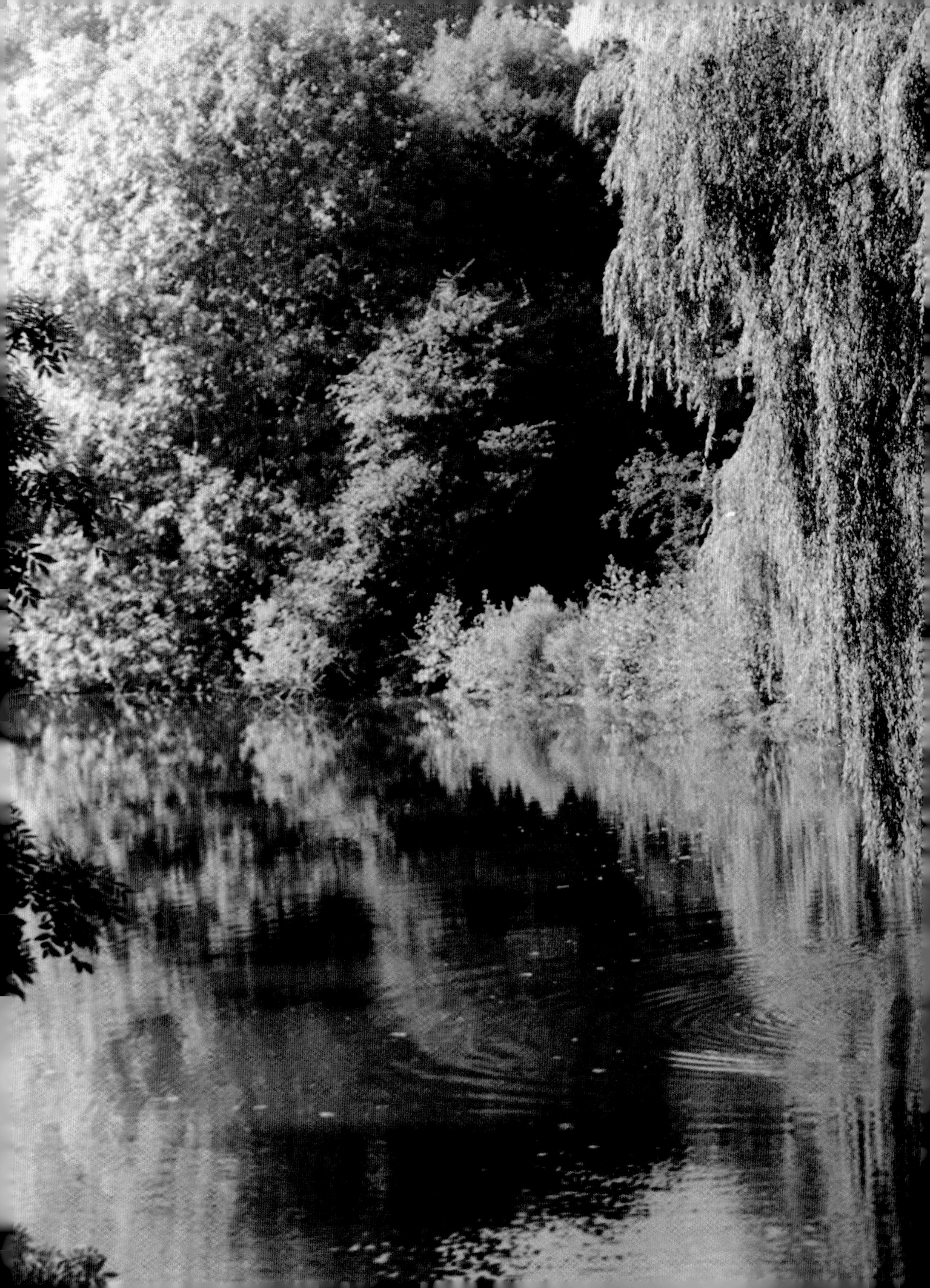

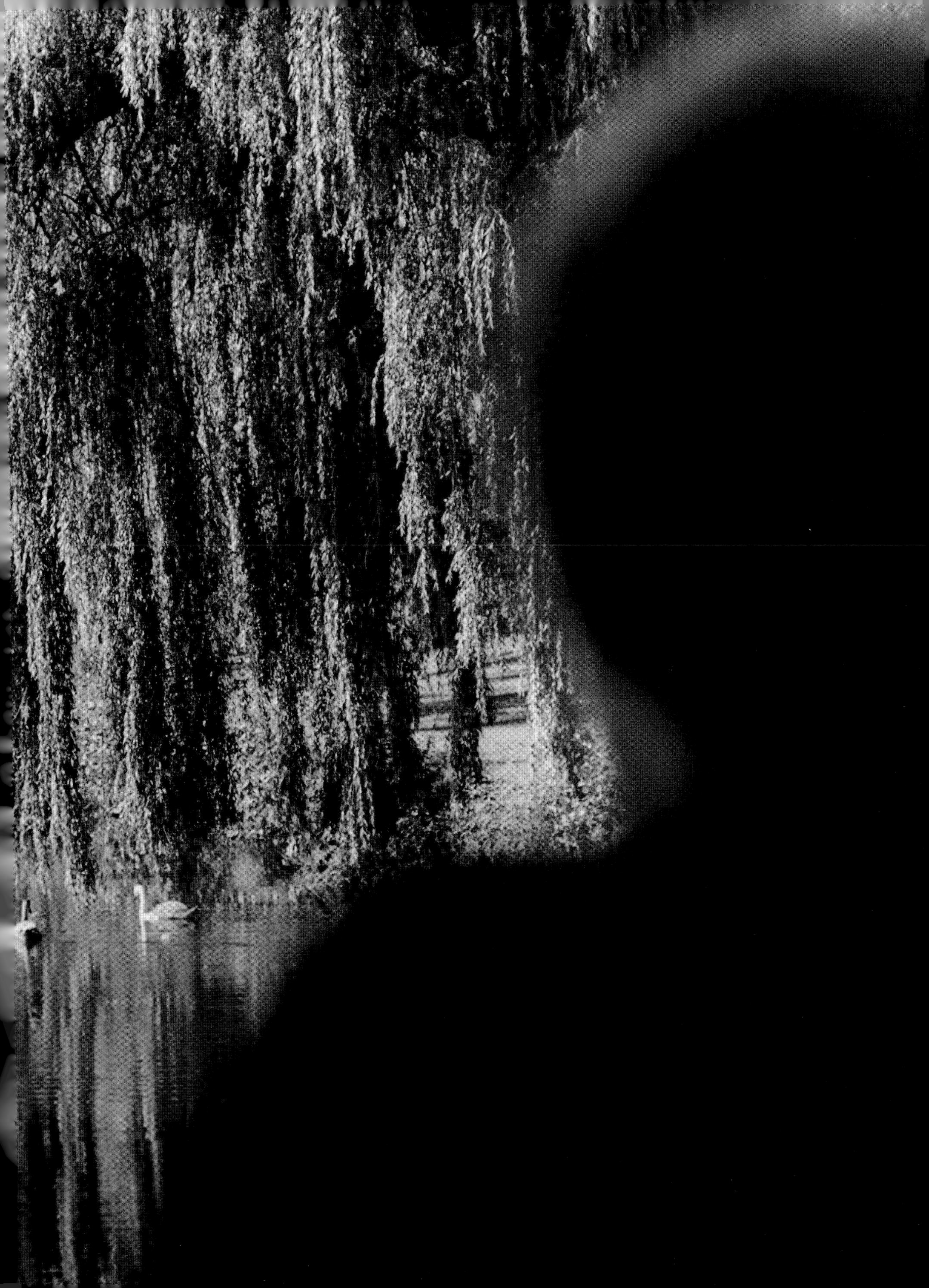

le Unterricht gegeben und nebenher noch in einer Praxis gearbeitet. Da hatten wir mittlerweile zwei Kinder. Noch später hatte ich dann eine Stelle als Dozentin. Jörg war da immer viel gelassener als ich. Er wollte in seinem Beruf als Elektroinstallateur nie seinen Meister machen, das war für ihn gar nicht erstrebenswert. Er hat gearbeitet, und das hat ihm gereicht.

Wärst du mit Jörg nach Schweden gegangen?

Ich habe seine Pläne sehr viel hinterfragt, ihm aber nie ausdrücklich gesagt, dass ich mit nach Schweden kommen würde. Das wurde mir erst nach seinem Tod bewusst. Ein Freund erzählte mir später, Jörg hätte gewusst, dass ich mitgehen würde. Und mir wurde auch erst später bewusst, dass mein Zuhause da ist, wo Jörg ist. Es war nicht daran gekoppelt, wo wir lebten. Auch das habe ich ihm nie gesagt. Wir waren einfach schon so lange zusammen.

Wie bist du damit fertig geworden, plötzlich alleinerziehend zu sein?

Ich wollte nie alleinerziehend sein. Wenn mir das jemand vorhergesagt hätte, hätte ich nicht einmal ein Kind bekommen. Die Verantwortung, die ich nun alleine für meine drei kleinen Kinder hatte, erdrückte mich fast. Eines Abends – wir waren gerade dabei, aus unserem damaligen Haus auszuziehen, alle Sachen waren schon auf dem LKW – bin ich noch einmal ans Meer gefahren. Ich wollte Abschied nehmen. Als ich dann alleine am Strand stand, mit den Füßen im Wasser, wusste ich mit einem Mal: Wenn ich jetzt ins Wasser gehe, komme ich nicht wieder heraus. Dann schwimme ich, bis ich untergehe. Alles andere war mir schnuppe. Letzten Endes setzte sich aber der Gedanke durch: Das kannst du den Kindern nicht antun. Damit war das Thema für mich abgehakt. Ich habe mich für das Leben entschieden, dafür, weiterzumachen, weiterzukämpfen. Wenn mich später manchmal wieder dieses Gefühl überkam, mir wieder alles zu viel wurde, half es mir, zu sagen: Du hast dich damals anders entschieden. Diese Gelegenheit hast du vertan.

Hast du aus dieser Entscheidung neue Kraft geschöpft?

Klar, mit irgendetwas muss man sich ja Mut machen. Ich denke, es kommen auch wieder andere Tage. Der Kleine ist bald im Kindergarten, dann find ich auch wieder Zeit für mich. Aber es will gut organisiert sein. Eigentlich muss ich ja nicht Mitleid mit mir haben, sondern mit Jörg. Er hat seine Kinder wirklich geliebt, und er darf sie nun nicht mehr aufwachsen sehen. Ich bin ja damit gesegnet, dass ich sie begleiten darf. Aber der Frust kommt doch immer wieder hoch. Nach dem Tod meines Mannes habe ich begonnen, Tagebuch zu schreiben. An seinem ersten Todestag habe ich es gelesen. Da habe ich erst gemerkt, wie groß meine Verzweiflung anfangs war. Das war mir bis dahin gar nicht so klar. Ich stellte fest, ich bin wirklich weitergekommen, ein Prozess hat stattgefunden. Diese Gefühle, die ich damals aufgeschrieben hatte, spürte ich nicht mehr. Das zu erkennen, war für mich ganz

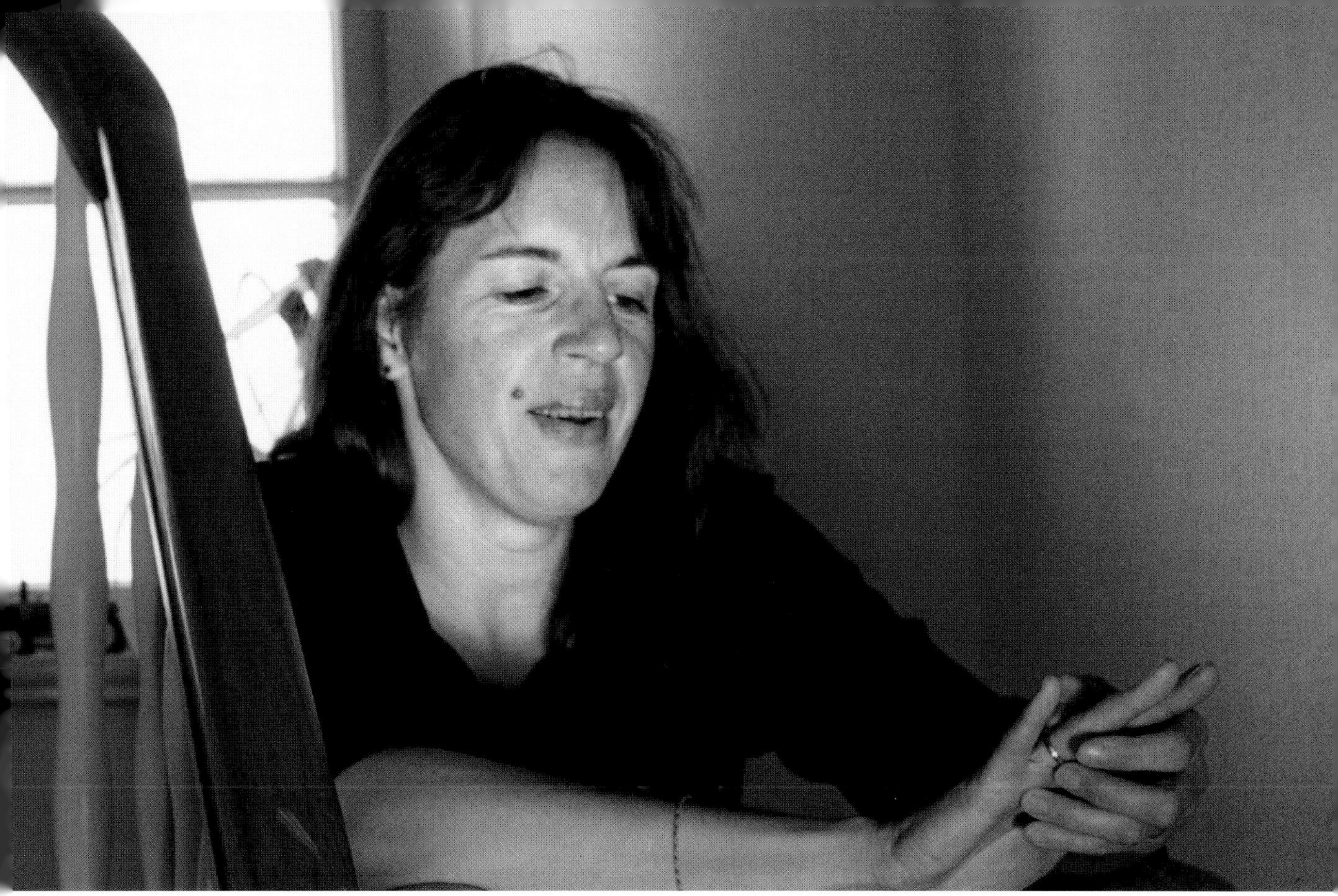

wichtig. Wenn ich nicht sehen würde, dass sich durch das, was ich auf die Beine stelle, etwas verändert, wäre für mich all die Energie verloren.

Hast du Angst, dass die Erinnerungen deiner Kinder an ihren Vater mit der Zeit immer mehr verblassen?

Ja, ich fürchte, dass sie irgendwann nur noch bruchstückartige Geschichten parat haben, unscharf und nur noch so, wie ich es ihnen erzählt habe. Eingefrorene Erinnerungen, nichts Eigenes. Ich würde mir wünschen, dass mein Ältester sich soweit erinnern kann, dass er seine Erinnerungen noch an den Jüngsten weitergeben kann. Ich finde es wichtig, diese Erlebnisse festzuhalten. Nicht für mich, aber für die Kinder ist es wichtig. Für sie würde ich mir wünschen, dass auch Freunde ihre Erinnerungen, die Geschichten, die sie mit Jörg verbinden, erzählen, aufschreiben, auf Video aufnehmen. Erinnerungen verblassen, auch bei Freunden, oder werden verklärt, von manchen jedenfalls. Ich möchte meinen Kindern später etwas an die Hand geben können. Wenn die Jungs größer sind, bekommen sie ein Fotoalbum mit Geschichten zu den Bildern.

Jörg ist nicht auf einem Friedhof, sondern auf See bestattet worden.
Wie kam es zu dieser Entscheidung?

Das war mein Wunsch. Ich wollte kein Grab, zu dem wir hinlaufen können und manchmal vielleicht auch müssen. Jörg und ich hatten natürlich nie über Beerdigung gesprochen. Das war überhaupt kein Thema. Jörg war siebenunddreißig, ich sechsunddreißig. Wir hatten gerade unser drittes Kind bekommen. Wir haben gar nicht darüber nachgedacht, dass irgendetwas passieren könnte. Jörg wollte ja nach Schweden. Er war gedanklich schon fast nicht mehr hier. Bei meiner Entscheidung für die Art der Bestattung spielte das eine große Rolle. So kam ich darauf, dass Jörgs Asche eigentlich auf dem Weg nach Schweden ins Meer gestreut werden müsste. Da das aber nicht erlaubt ist, entschied ich mich für eine Seebestattung. Dies kam meiner Vorstellung am nächsten. Es war eine Gefühlsentscheidung, und als ich dann wirklich auf dem Schiff stand, wusste ich, dass es eine gute Entscheidung war. Das Meer hat etwas von Freiheit und Unendlichkeit für mich. Deshalb denke ich, dass auch der Teil von Jörg, der nicht vergänglich ist, dort frei sein kann, in der Lebendigkeit, der Bewegung, die ich am Meer spüren kann, in der Sonne, die sich auf dem Wasser spiegelt. Es ist ein schönes Gefühl, am Meer zu sitzen. Da ist Jörg mir am nächsten. Näher als irgendwo auf einem Friedhof. Dort wäre er nur wegen der Familie beerdigt. Seine Kinder könnten dort alleine nicht hinkommen, für mich würde es nur Verpflichtungen bedeuten. Ich brauche einen solchen Ort nicht, um mich zu erinnern oder Zwiesprache zu halten. Das geht auch anders.

Welchen Platz nimmt die Trauer in deinem Leben heute ein?

Im Vordergrund steht für mich nicht mehr die Trauer, sondern das Fertigwerden mit meinem Leben, mit der aktuellen Situation. Wie arrangiere ich mich, wie lebe ich jetzt damit. Vor einigen Tagen war ich in der Straße, in der Jörg und ich damals gewohnt haben. Ich bin bewusst noch einmal dort entlanggefahren. Hier haben wir gelebt, hier war unser Leben. Das ist vorbei. Jetzt ist etwas anderes. Für mich war das ein Abschluss. Ich habe oft ein Gefühl von unverschlossenen Säckchen, die in einem Regal stehen, und die ich nicht zubekomme. Sie müssen noch geschlossen werden, aber so etwas funktioniert nicht immer. An diesem Tag aber hatte ich das Gefühl, dass es funktioniert.

Du bist gerade mit deinem neuen Lebenspartner Julius zusammengezogen.
Wie erlebst du den Beginn dieses neuen Lebensabschnitts?

Es ist ein neuer Aufbruch, ein Neuanfang. Ich habe die Hoffnung, jetzt endlich zur Ruhe zu kommen. In den letzten Jahren fühlte ich mich wurzellos. Das Haus, in dem wir jetzt wohnen, haben wir gekauft, und ich hoffe, dass dieser Umstand für mich und meine drei Kinder, aber auch für Julius und seinen Sohn stark dazu beitragen wird, ganz hier anzukommen. Lange Zeit war es für mich sehr schwer, in mir zur Ruhe zu kommen. Ich habe das überhaupt nicht zugelassen. Einfach aus Angst. Angst davor, dass alles wieder hoch kommt. Letztes Jahr bei einer Kur habe ich es zum ersten Mal wieder geschafft. Die Kinder waren versorgt, und ich konnte oft am Meer sitzen und mich mit bestimmten Fragen beschäftigen. Zum Beispiel: Kann ich mich auf eine neue Beziehung einlassen? Ist das in Ordnung?

Wann tauchten diese Fragen zum ersten Mal auf?

Die kamen eigentlich relativ früh, fast noch, bevor ein Jahr vorbei war. Sie waren auch schon früher da, doch da wäre es tatsächlich zu früh gewesen. In Gesprächen mit anderen Verwitweten wurde mir klar: Ich will gar nicht für immer alleine bleiben. Für mich war wichtig, festzustellen, dass ich alleine klarkomme. Dass ich nicht zwingend eine Beziehung brauche, um mit meinem Leben zurechtzukommen, sondern das Leben mit den Kindern auch allein meistern kann. Nun werden Julius und ich nächsten Montag heiraten.

Was ist dir jetzt wichtig?

Der Kontakt zu Menschen. Merken, dass ich etwas geschafft habe. Mein neues Zuhause hier. Das Gefühl, »zu Hause zu sein«, in mir und mit mir neu entstehen zu lassen. Auch mit meinen Kindern. Dieses Gefühl muss aber aus mir selbst kommen. Ich habe gemerkt, dass ich diese Sicherheit früher von meiner Umgebung, von meinem Partner abhängig gemacht habe. Jörg konnte anders zufrieden sein. Er zog das aus sich selbst. An diesem Punkt bin ich, als ich alleine war, manchmal schier verzweifelt. In einer solchen Situation wirklich in mir zur Ruhe zu kommen, mich noch einmal neu zu ordnen, zu schauen, wo sind meine Ziele, woraus schöpfe ich jetzt meine Zufriedenheit? Das war nicht einfach. Beim Renovieren in unserem neuen Haus musste ich sehr oft an Jörg denken. Für ihn wäre das genau das Richtige gewesen. Julius und ich sind handwerklich nicht so gesegnet, aber ich habe mich schon bei dem Gedanken ertappt: Akkuschrauber ist ja doch gar nicht so schlimm. Jörg ohne Akkuschrauber – das konnte ich mir damals gar nicht vorstellen. Das war eindeutig seine Domäne.

Ist es hilfreich für deine neue Beziehung, dass dein neuer Partner auch verwitwet ist?

Ich kann mir ein Leben mit jemandem, der diese Erfahrungen nicht hat, nur schwer vorstellen. Julius und ich haben uns über die Internetseite verwitwet.de kennen gelernt. Er hat seine Frau durch Krebs verloren. Als wir vor einiger Zeit in Dänemark waren, gab es einmal eine schwierige Situation. In der gleichen Ecke war ich früher bereits mit Jörg gewesen, und an unserem ersten Abend kamen mit einem Mal meine ganzen Erinnerungen daran zurück. Ich hatte nicht erwartet, dass es plötzlich so weh tun würde. Ich bin einfach rausgelaufen, ans Wasser, mitten in der Dunkelheit. Ich musste alleine sein, mich sammeln, meinen Gedanken nachhängen. Julius konnte sich in mich hineinversetzen. Wir sprachen später darüber, und von da an schickte er mich jeden Abend eine Stunde an den Strand. Das war auch gut so. Das hat mir an Zeit für mich gereicht. Mit einem anderen Partner stelle ich mir diese Situationen sehr schwierig vor. Da bräuchte es schon jemanden mit sehr viel Verständnis, jemanden, der dadurch nicht das Gefühl bekommt, nur die Nummer zwei zu sein, oder denkt, ich lebte zu sehr in der Vergangenheit. Bei allem, was jetzt an Schönem und Positivem passiert, wird doch immer ein Stück Trauer bleiben. Die Erinnerung holt mich immer mal wieder ein, bleibt auch. Das gehört dazu, und ich möchte es auch gar nicht anders. Manchmal stelle ich mich diesen Erinnerungen auch bewusst, ich will davor nicht weglaufen. Die Fahrt nach Dänemark zum Beispiel, das war mir schon bewusst. Nach dieser Erfahrung wird eine weitere Fahrt nach Dänemark für mich nicht mehr so schlimm sein. Dann können wir da wieder einfach so hinfahren.

Julius und du, könnt ihr durch eure direkten Erfahrungen mit dem Tod eure Beziehung bewusster leben?

Man kann mit seinem Partner nie so bewusst leben, als wäre morgen der letzte Tag. Vielleicht lebe ich, leben wir, in der neuen Beziehung unterbewusst bereits so. Durch das, was ich erlebt habe, ist der Tod etwas näher gerückt, mir ist jetzt bewusster, dass mein Leben nicht unvergänglich ist, dass wir nicht erst alt werden müssen, um zu sterben. Trotzdem kann ich immer wieder nur aus der momentanen Situation heraus leben und handeln. Ich denke, Jörg und ich konnten uns nicht mit dem Tod auseinandersetzen, weil er uns nicht vor Augen war.

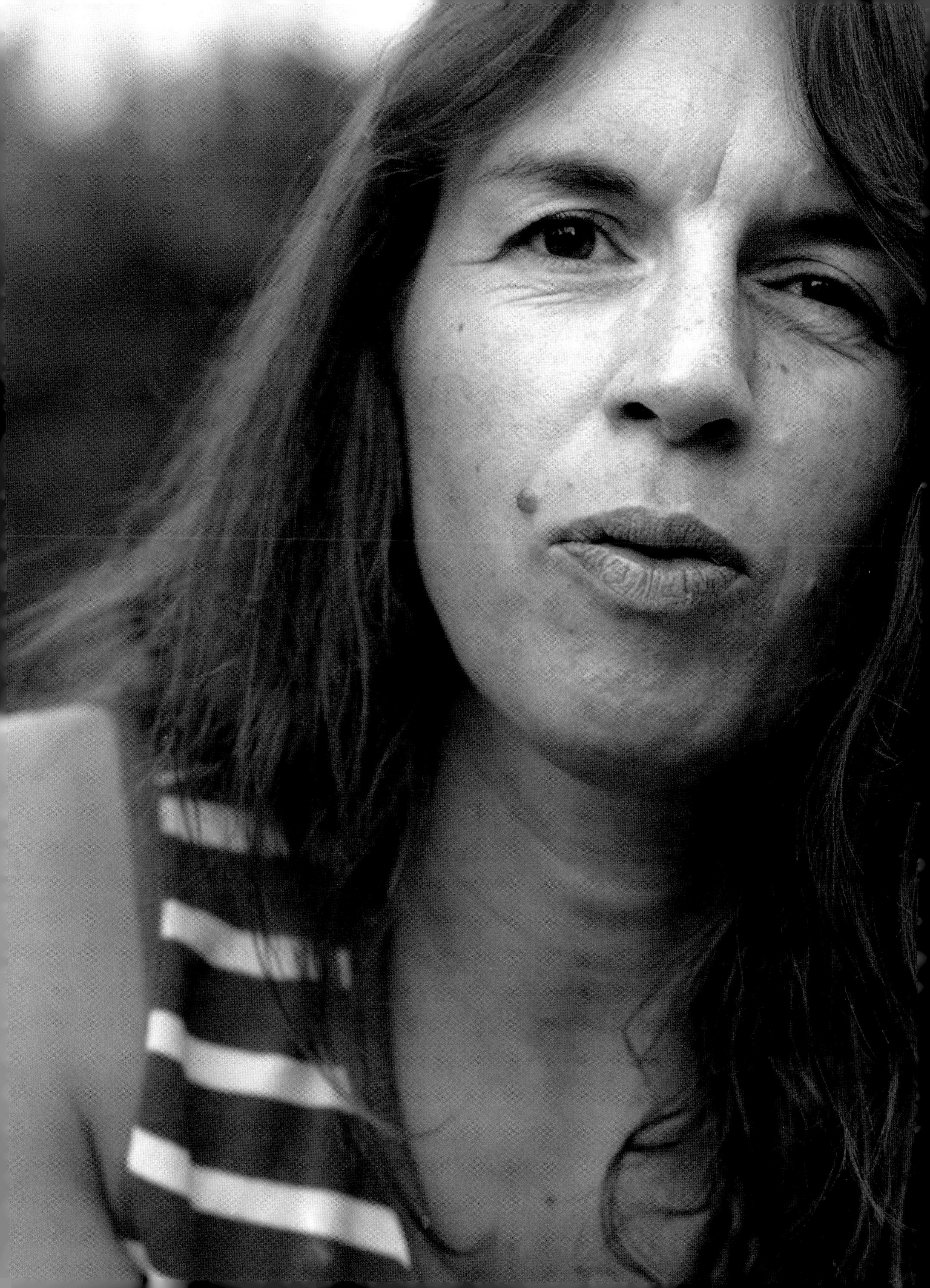

»Mal sehen, was das Leben noch für mich bereit hält«

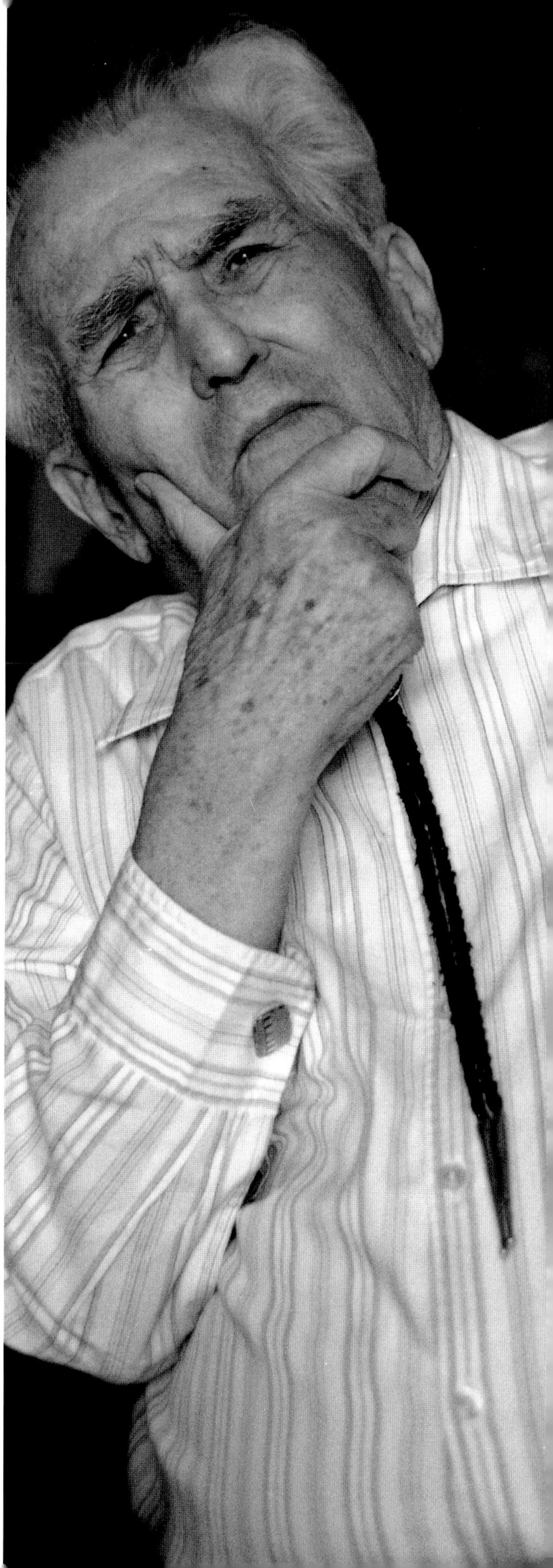

Bei meinem ersten Besuch leidet Walter Zimmermann, 89, unter einer Gesichtslähmung. Vor vier Wochen hatte er einen Schlaganfall. Fotos soll ich erst bei unserem nächsten Treffen machen, damit er vorher seine Gesichtsmuskulatur trainieren kann. Als wir uns ein weiteres Mal treffen, scheint die Sonne ins Zimmer, und Walter Zimmermann erzählt von der Zeit vor dem Krieg. Er war Gruppenführer des Jungvolkes und der Landjahrlager in Gersdorf und Dölzig im heutigen Polen. Damals war es ihm wichtig, den ihm anvertrauten Kindern Verantwortung und Menschenachtung vorzuleben; er wollte nicht dem Tenor des vorherrschenden Gleichschritts folgen. Er erzählt, wie er nach dem Krieg einmal auf eine tote Kuh schoss – der einzige Schuss, den er je abfeuerte, weil er wissen wollte, wie es ist, wenn man schießt. Er erzählt von seinen Kindern, zu denen er immer hielt, gegen die Mutter, er erzählt von seiner Arbeit als Schriftsetzer, von seiner schweren Kamera, die er verschenkte, worüber er sich nachher ärgerte, und er erzählt von seiner Frau Martha, die lieber an die See gefahren wäre, als in die Berge. Im Nachhinein tut es ihm leid, dass er sich nicht mehr nach ihren Wünschen gerichtet hat. Martha Zimmermann starb am 3. März 1996. Walter Zimmermann macht beim Sprechen immer wieder lange Pausen. Er konzentriert sich, sucht nach Worten, als wolle er Dinge, die sich mit der Zeit verschoben haben, wieder an den richtigen Platz rücken.

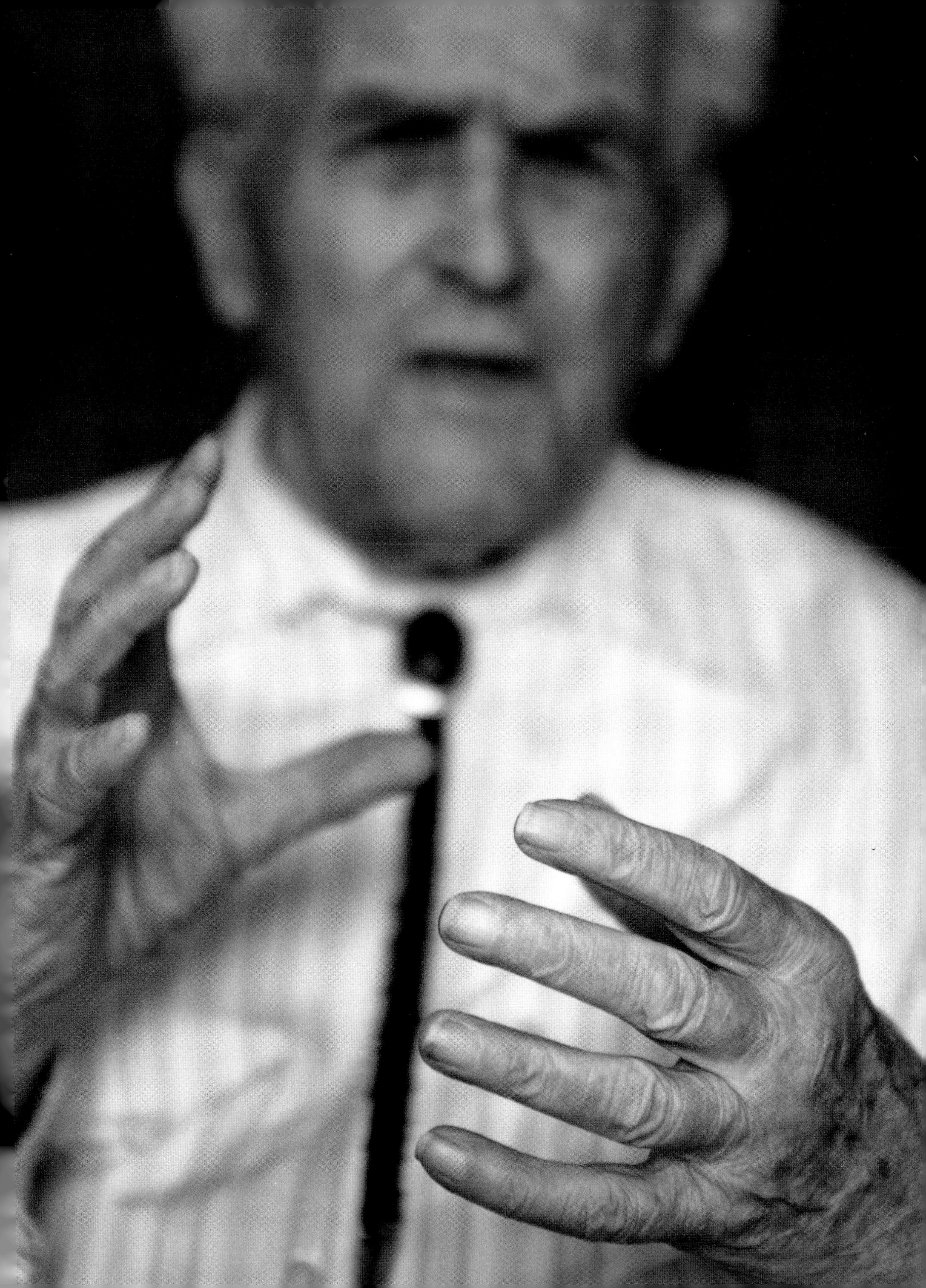

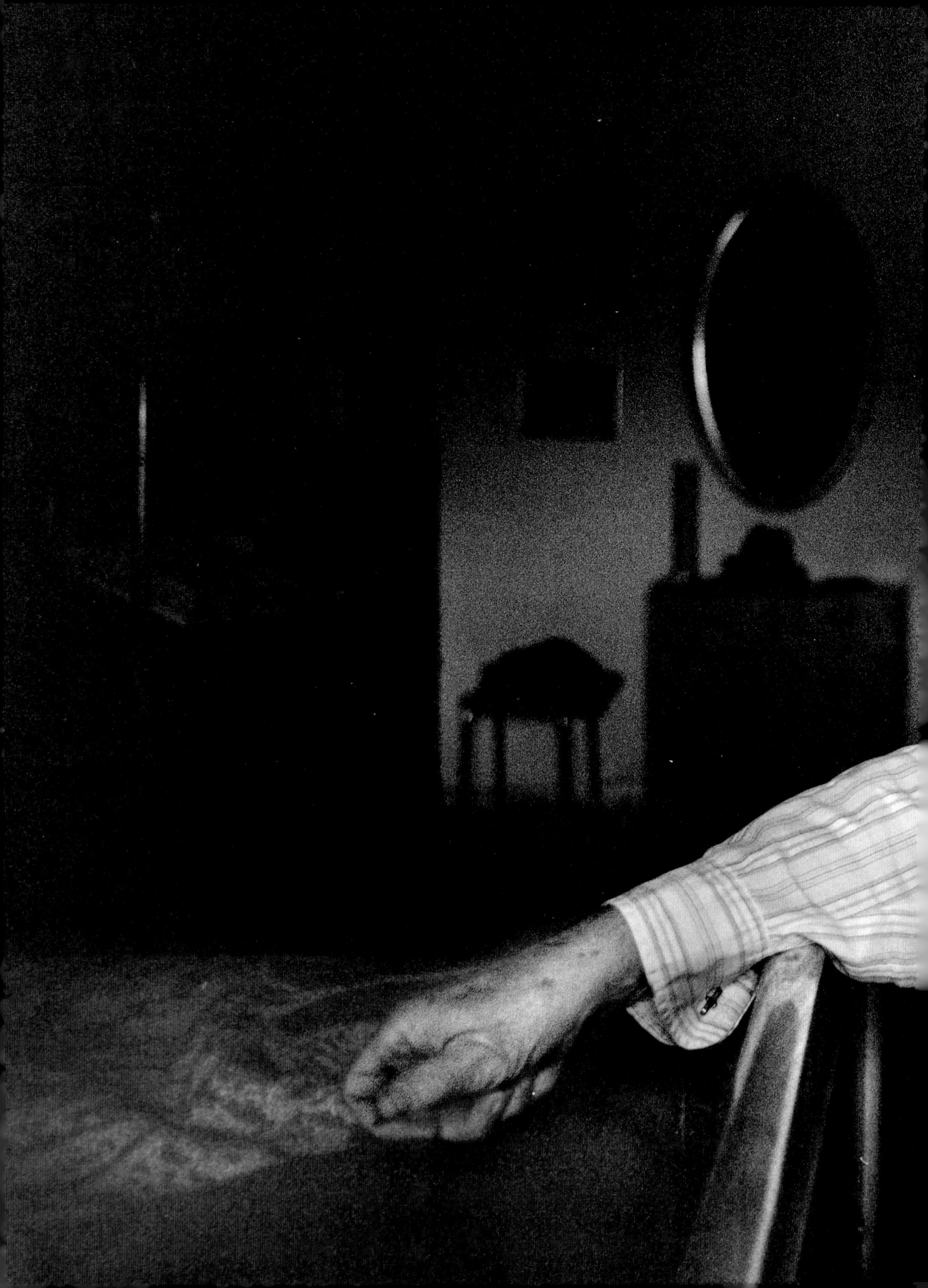

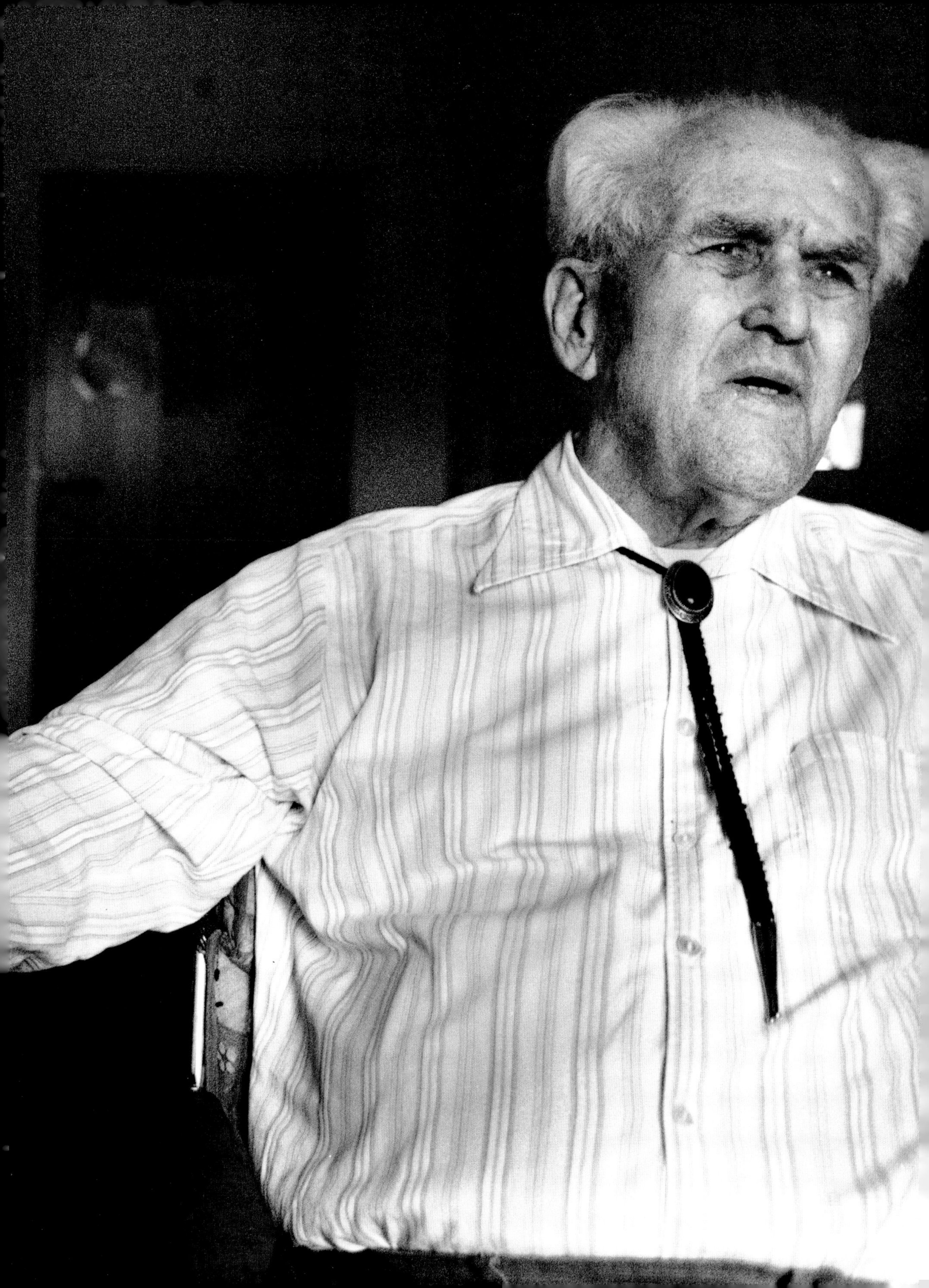

Der Tod Ihrer Frau liegt schon einige Jahre zurück ...

28. Mai 2002

Meine Frau ist vor sechs Jahren gestorben. Wir sind beide gleichzeitig hier ins Katharinenstift in Wiesbaden eingezogen. In ein Appartment mit Küche und Bad. Meine Frau hat gerne gemalt. Ich fotografiere. Wir hatten beide abwechselnd immer mal wieder eine Ausstellung hier im Haus. Meine Tochter bemalt übrigens Porzellan. Wir sind immer eine künstlerische Familie gewesen, mit Liebe zur Oper und zu klassischen Konzerten. Im Foyer ist gerade eine Ausstellung mit Rosenbildern von mir.

Wie lange waren Sie verheiratet?

Sechsundfünfzig Jahre.

Hat sich das Bild, das Sie von Ihrer Frau hatten, mit den Jahren seit ihrem Tod verändert?

Ich sehe jetzt die Veränderung in den letzten paar Jahren vor ihrem Tod genauer. Während der ersten Jahre, die ich mit Martha verlebt habe, sind mir schon bestimmte Eigenschaften aufgefallen. Nur habe ich sie damals noch nicht so beurteilt wie heute. Natürlich haben sich alle ihre Eigenschaften mit der Zeit weiterentwickelt. Die waren zwar schon zu Beginn unseres Zusammenseins angelegt, aber noch nicht so ausgeprägt. Wenn Martha am Anfang schon so gewesen wäre, wie sie sich später entpuppt hat, hätte ich sie vielleicht gar nicht geheiratet.

Wie kam es denn zu der Heirat?

Unsere älteste Tochter ist vor der Ehe entstanden, aber in der Ehe geboren worden. Damals hat das die meisten Menschen aneinander gebunden. Ob eine solche Ehe gut geht, weiß man nicht. Das ist immer wie Berg-und-Talbahn-Fahren. Es heißt ja auch irgendwo, »in guten, wie in schlechten Zeiten«.

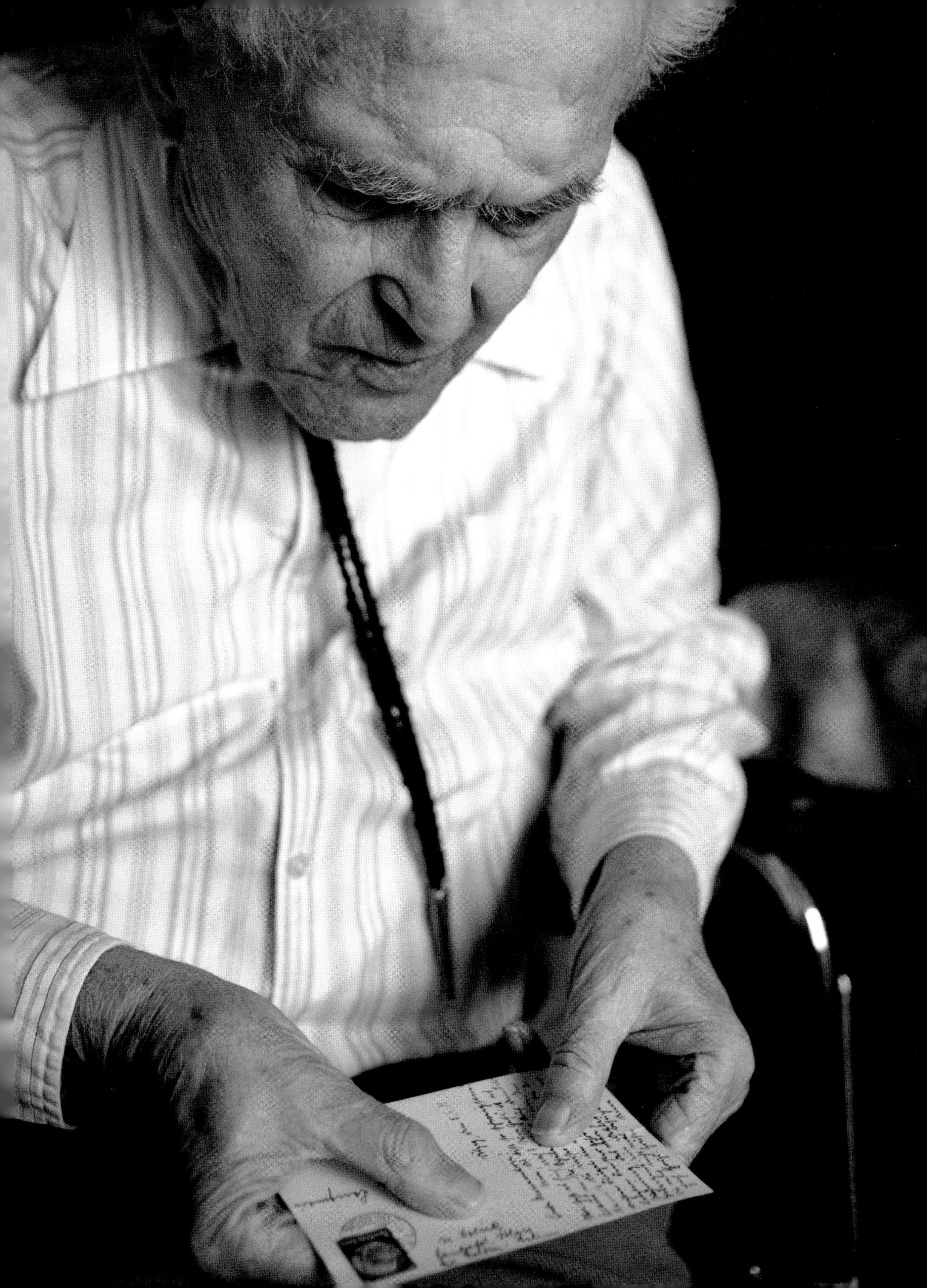

Sie tragen beide Eheringe an einem Finger. Machen Sie das aus Tradition?

Ich bin zwar nicht mehr verheiratet, aber zu haben bin ich auch nicht mehr. Ich will sehen, was das Leben hier noch für mich bereit hält.

Sie haben eine Jugendfreundin aus Brandenburg zu Ihrem neunzigsten Geburtstag eingeladen. Als Antwort hat sie Ihnen ein Foto von sich geschickt.

Ich habe sie darauf nicht wiedererkannt. Dieses Mädchen – Mädchen ist gut, sie ist jetzt siebenundachtzig –, diese Frau hat mir damals sehr viel bedeutet. Aber im Grunde sind wir einander völlig fremd. Sie kann nicht kommen. Ich werde sie auch nicht mehr besuchen, wie ich es vorhatte. Ich würde mir damit das Bild, das ich von ihr habe, zerstören. Das liegt eben alles sechzig Jahre zurück. Und auf dem Bild, das ich jetzt von ihr habe, sieht sie so anders aus. Es ist besser, wenn ich sie gar nicht besuche und sie auch nicht anrufe. Es hätte doch alles eine andere Bedeutung, als es einmal hatte. Ich hätte sie damals wohl doch heiraten sollen.

Bei meinem ersten Besuch hing dort eine Fotografie Ihrer Frau. Haben Sie das Bild abgenommen?

Vielleicht hänge ich das Bild nochmal hin, aber die Erinnerung an Martha ist schon so weit weg. Ich glaube, ich muss wenigstens die letzten paar Jahre, die ich noch vor mir habe, na, nicht den Schleier des Vergessens darüber tun, aber ich will diese Erinnerungen einfach mal eine Zeit lang beiseite stellen, um zu sehen, ob ich noch etwas anderes machen kann in diesem Leben.

Kurze Zeit später besuche ich Walter Z. ein weiteres Mal. Für seine neue Ausstellung, »Mein Freund der Baum«, die wieder im Foyer des Katharinenstiftes stattfinden soll, wollen wir im Schlosspark neben dem Stift eine Libanonzeder fotografieren. Walter Z. liebt Bäume. Die Phönizier, weiß er, haben das außergewöhnlich harte Holz der Zedern für die Kiele ihrer Schiffe benutzt. Walter Z. empfängt mich im Schlafanzug; er klagt über Schmerzen im Rücken. Er ist müde. Zu einem erneuten Treffen kommt es nicht mehr. Walter Z. stirbt einen Tag nach unserem Treffen.
Beim Abschiednehmen hatte ich bemerkt, dass das Bild seiner Frau wieder an der Wand hing. Diesmal aber neben der Tür. Er meinte, wird seine Tochter mir später berichten, er habe nun lange genug vom Bett aus auf das Bild geschaut und wolle es deshalb nicht mehr dort sehen. So war sie es, die den Vorschlag gemacht hatte, es neben die Tür zu hängen.

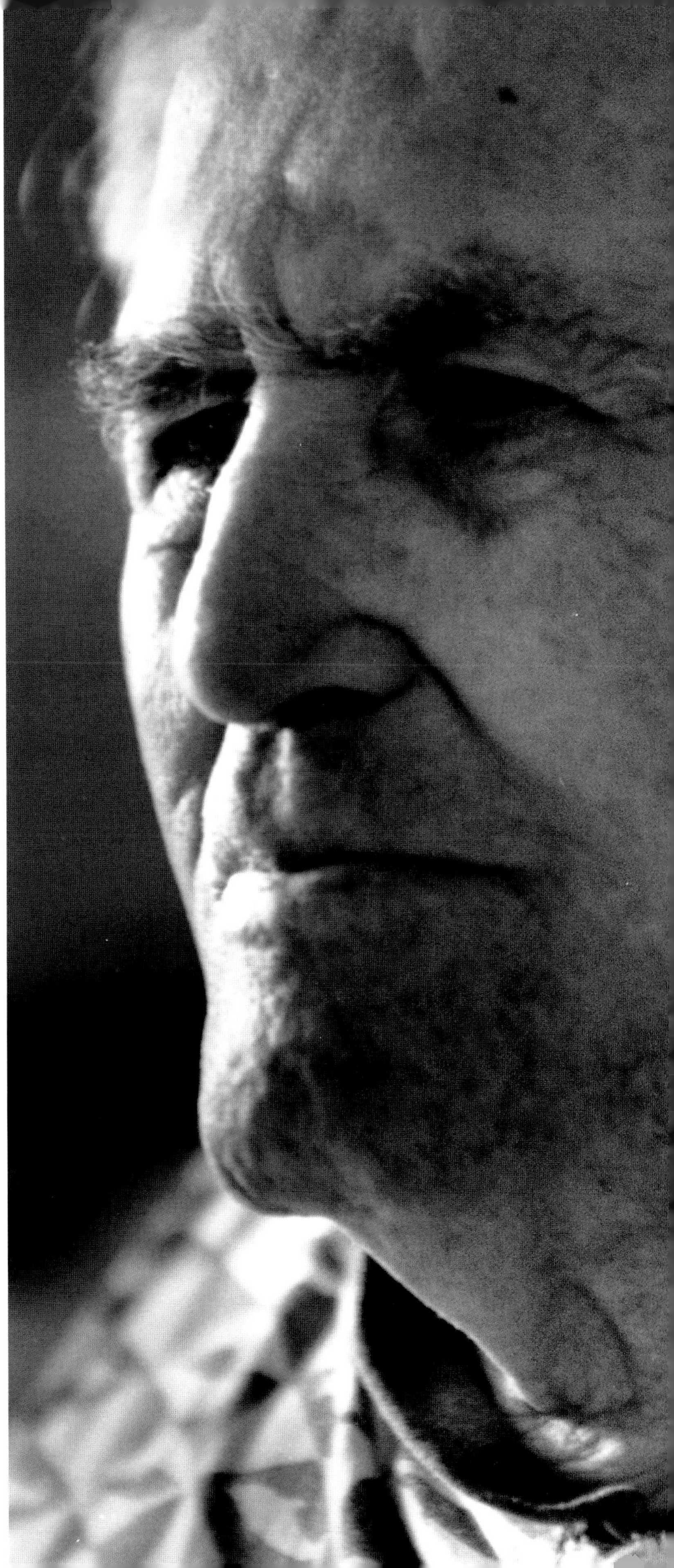

»Ich könnte schreien,
ich will ihn zurück«

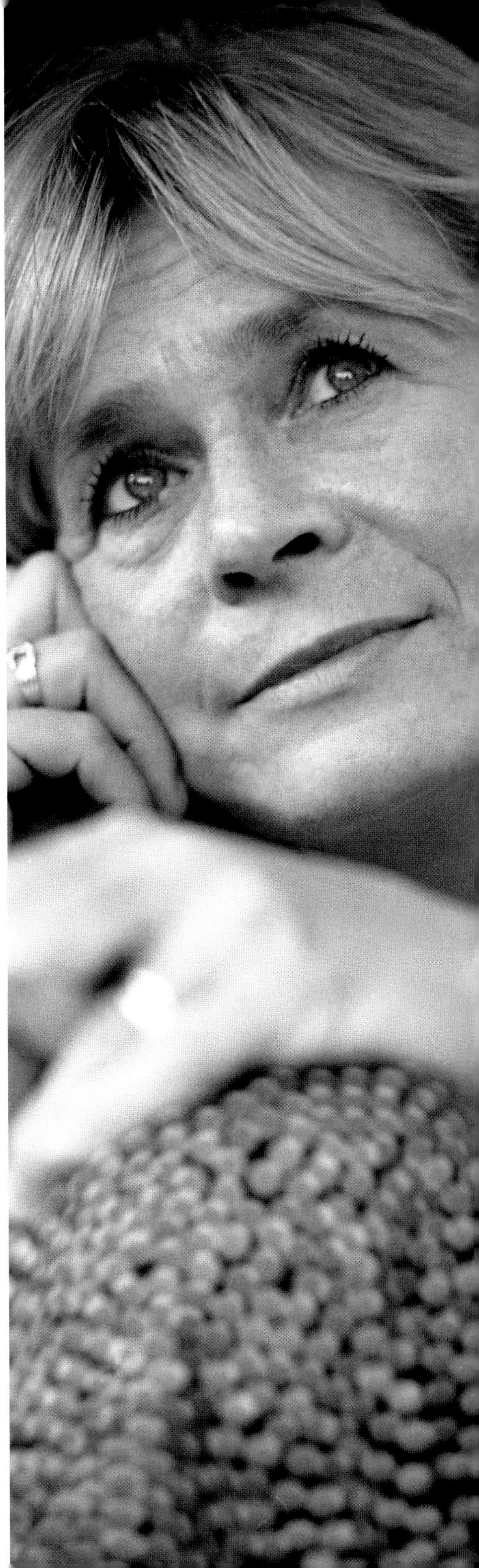

Ingrid Gosing, 52, fühlt sich seit kurzem wieder zu Hause: in ihrer Wohnung und bei sich selbst. Vor einer Woche hatte sie zum ersten Mal das Gefühl, dass die direkte Trauerarbeit abgeschlossen ist. Sie könne darüber reden, sagt sie, und empfinde es als schön, wenn jemand zuhört. Eineinhalb Jahre musste sie mit sich und der Trauer kämpfen. Dazu kamen die Auseinandersetzungen mit den Banken, dem Finanzamt und den Gläubigern ihres Mannes. Wolfgang Gosing arbeitete als selbstständiger Versicherungsmakler. Durch Kreditzusagen, die von den Banken aber nicht eingehalten wurden, verschuldete er sich immer höher. Alkoholprobleme kamen hinzu, und Wolfgang Gosing verfiel in Depressionen. Schließlich sah er keinen Ausweg mehr. Er erhängte sich am 11. November 2000. Ingrid Gosing wollte ihrem Mann helfen. Immer wieder vertraute sie seinen Entschuldigungen nach nächtlichen Fluchtversuchen in den Alkohol. Sie war überzeugt, dass sie gemeinsam diese schwierige Phase überwinden könnten, denn auch in den vorhergehenden zehn Jahren hatten sie alle Höhen und Tiefen zusammen gemeistert. Ingrid Gosing würde so gern verstehen, wie es geschehen konnte, dass Wolfgang sich so verändert hat. Vieles bleibt jedoch ein Rätsel für sie.

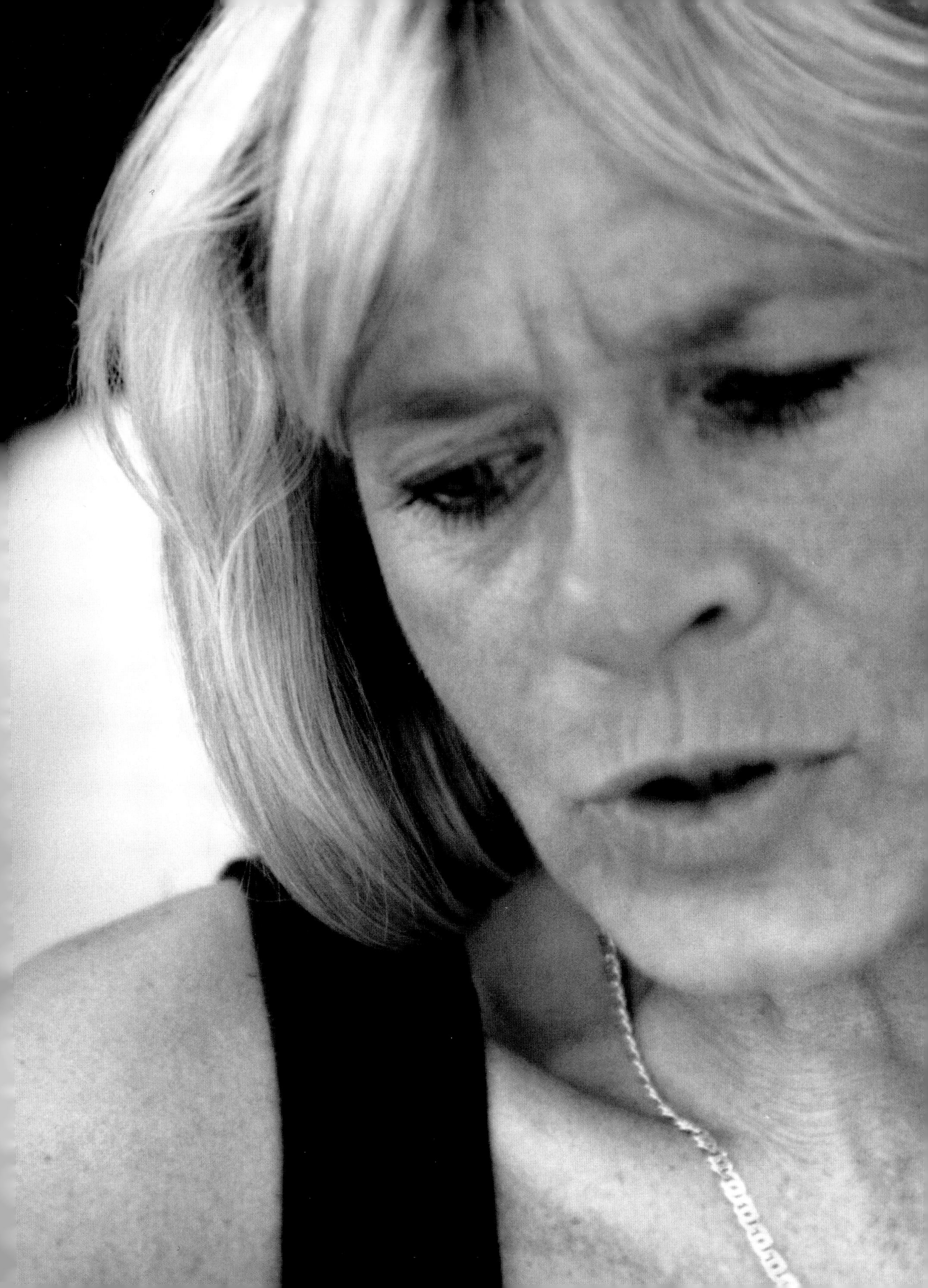

Wie würdest du Wolfgang in seinen letzten Lebensmonaten beschreiben?

19. August 2002

Wolfgang war sehr krank. Seelisch, aber auch gesundheitlich durch den Alkohol. Er konnte mit der Zeit seine eigenen Einbrüche nicht mehr kompensieren und war nicht mehr in der Lage, Entscheidungen zu treffen. Wolfgang war nie ein Überflieger, aber er stand mit beiden Beinen im Berufsleben und konnte kämpfen. Doch als Selbstständiger fürchtete er damals, gegenüber seinen Geschäftspartnern das Gesicht zu verlieren. Vielleicht hätte er in dieser Situation etwas von meiner Stärke gebrauchen können. Mir ist es nicht so wichtig, was andere Leute denken. Ich sehe vor allem mein kleines Heim und meine Familie. Ich bin ein anderer Kämpfer. Wolfgang war zum Schluss völlig realitätsfern. Es ist so schade, weil es so sinnlos war. Aber es war sein Weg; er hat ihn gewählt.

Hat das Alkoholproblem Wolfgang verändert?

Wolfgang hat sich sehr verändert. Am nächsten Tag wusste er nichts mehr von seinen Ausfällen. Er hat sich auch immer wieder bei mir entschuldigt. Und ich habe immer gedacht, es wird wieder alles so, wie es einmal war. Ich habe immer den Menschen gesehen, der er zehn Jahre lang war. Nicht den, zu dem er durch die Veränderung geworden war. Ich habe immer nur bis zum nächsten Tag gedacht: Morgen ist er wieder so, wie er immer war. Das ist eine Phase, das wird wieder. Aber das stimmte nicht. Alles war ihm feind. Er wollte alles nur kaputtmachen, vernichten. Er wollte uns nie wehtun, mir und den Kindern. Aber er konnte nicht anders. Ich denke, er hat mich auch in der letzten Zeit immer noch total geliebt. Und die Kinder ebenfalls.

Wie siehst du dich momentan?

Ich sehe das Positive. Diese zehn Jahre mit Wolfgang waren die schönsten meines Lebens. Es war nur leider so kurz. Ich habe immer noch einen Draht zu ihm. Vielleicht, bis ein anderer Mann kommt. Der wird es sehr schwer haben. Ich merke, ich kann nicht mehr vertrauen. Ich habe Angst, Gefühle zuzulassen und mich fallen zu lassen. Eine Freundin sagte mir: Vielleicht kommen ja auch noch ein paar schöne Jahre für dich. Du musst nur mal ein bisschen herumschauen. Mir ist das unwichtig. Jedenfalls im Moment noch. Ich sage lieber, wenn nochmal ein neuer Mann kommen sollte, dann kommt er sowieso.

Kommst du allmählich zur Ruhe?

Der Kampf um dieses Haus scheint sich zu beruhigen. Seit sechs Wochen ist alles geklärt.

Ist Wolfgang hier in der Wohnung noch spürbar für dich?

Wenn ich jetzt wieder nach Hause fahre, denke ich: Es ist unser Zuhause. Aber eigentlich erinnert hier nichts mehr an ihn. Es ist wieder meine Wohnung geworden. Wolfgang hat hier gelebt, und auch wieder nicht. Er hat mir dies hier ermöglicht. Umziehen will ich nicht – wieso auch? Ich hänge sehr an diesem Haus. Es gehört einfach zu mir. Hier sind meine Erinnerungen an eine schöne Zeit. Hier ist mein Leben. Dieses Haus trägt mich. Andere würden sich wahrscheinlich davon trennen, weil mit dem Haus und dem Umfeld Erinnerungen verbunden sind, die jetzt zur Vergangenheit gehören. Aber ich erlebe dies hier als meine Geborgenheit, als Platz der inneren Ruhe für mich.

Erinnerst du dich gerne an Wolfgang?

Ich denke an ihn, aber ich krame nicht die ganze Erinnerung nach oben. Dann würde ich ihn total vermissen. Wenn ich über Wolfgang nachdenke, oder Sachen erlebe, die ich mit ihm verbinde, dann geht es mir ganz schlecht, dann ist mein Abend gelaufen. Aber wenn ich gar nicht darüber nachdenke, dass er nicht mehr da ist, und einfach so lebe, jeden Tag, dann ist es gut. Ich frage mich oft, ob das so wohl richtig ist.

Was hast du mit seiner Kleidung gemacht?

Das war so eine Sache. Ich habe mich darauf vorbereitet. Ich habe mir gesagt, dass ich einfach den Schrank umräumen muss, weil ich selbst den Platz brauche. Dass ich alles hier zusammenpacke und den Schrank umräume, wie, wenn man Sommer- oder Wintersachen aussortiert. Ich war dabei überhaupt nicht traurig. Mir ging es richtig gut. Ich habe seine Sachen so behandelt, als wären es meine, die ich wegpacke. Ich hatte mir vorgenommen, nicht jedesmal »seine« Hose oder »sein« Hemd zu sagen. Es klappte wunderbar. Die Kiste stand zwar noch mindestens eine Woche oben, aber jetzt ist sie im Keller. Jetzt habe ich es geschafft. Sie ist weg.

Hat Erinnerung eine Farbe für dich?

Hellblau. Das kommt durch einen Albtraum, den ich fast ein halbes Jahr lang immer wieder hatte. Wolfgang stand plötzlich im Schlafzimmer, alles war hellblau. Er selbst, sein Anzug, die Wand. Irgendwann habe ich aus Angst vor dem Zubettgehen einfach das Fenster aufgemacht. Ich dachte, wenn er diese Nacht wieder kommt, dann springst du einfach raus. Ich wollte nur diesem Traum entkommen. Ich wäre gesprungen. Aber er kam nicht.

Gibt es ein besonderes Erinnerungsstück?

Ja, seine Strickjacke. Die habe ich im Schrank hängen lassen. Die Jacke trage ich mindestens einmal pro Woche. Ich fühle mich wohl darin. Was für ein Quatsch eigentlich, aber wenn ich mich allein fühle, ziehe ich die Jacke über, und dann geht es mir wieder gut. Ich weiß nicht, wie man das erklären soll. Vielleicht ist es seine Nähe, die ich dabei spüre.

Hat die Strickjacke eine Geschichte?

Seine Oma hat ihm die gestrickt. Über Jahre hinweg war sie damit beschäftigt. Zuerst war die Jacke zu klein, dann zu groß. Später gab es die Wolle nicht mehr. Also hat sie die Jacke wieder aufgezogen und neu angefangen. Irgendwann gab es die Farbe nicht mehr. Da nahm sie andere Farben. Diese passten aber nicht zu den übrigen Farbtönen. So hat sie schließlich die ganze Jacke eingefärbt. Für Wolfgang war die Jacke etwas Besonderes, denn er hing an seiner Oma. Ich mochte meine Großmutter auch sehr, daher konnte ich nachempfinden, was in ihm vorging. Und deswegen habe ich die Jacke wohl auch übernommen. Sie ist für mich eine Verbindung zu Wolfgang.

Gehst du oft auf den Friedhof?

Ungern, weil ich dort immer wieder Leute treffe, die mich fragen, was passiert ist. Hatte ihr Mann einen Unfall? Noch üblicher ist ja die Frage: War ihr Mann krank? Ich antworte dann immer mit »ja«. Irgendwo war Wolfgang ja auch krank. Ich gehe immer nur kurz auf den Friedhof, sehe zu, dass die Blumen in Ordnung sind und verschwinde dann wieder. Vor einiger Zeit stand plötzlich eine Frau neben mir, die ich vorher nie gesehen hatte. Auf ihre Frage habe ich diesmal ehrlich geantwortet: Er hat sich umgebracht.

Gibt es noch Bilder?

Bilder von Wolfgang kann ich mir nicht anschauen. Im Wohnzimmer steht ein Bild von ihm, und eins steht an meinem Bett. Ich hatte diese Bilder eine Zeit lang weggestellt. Aber dann ging es mir ganz schlecht dabei. Ich hatte ein schlechtes Gewissen. Ich dachte, das ist ja schlimm, ich verbanne ihn ja aus seinem eigenen Hause. Also habe ich sie wieder hingestellt.

Trägst du weiterhin deinen Ehering?

Zwischenzeitlich hatte ich ihn ausgezogen. Es heißt ja, »bis dass der Tod euch scheidet«. Ich dachte: Jetzt hat er uns ja geschieden. Ich fühlte mich dann aber so

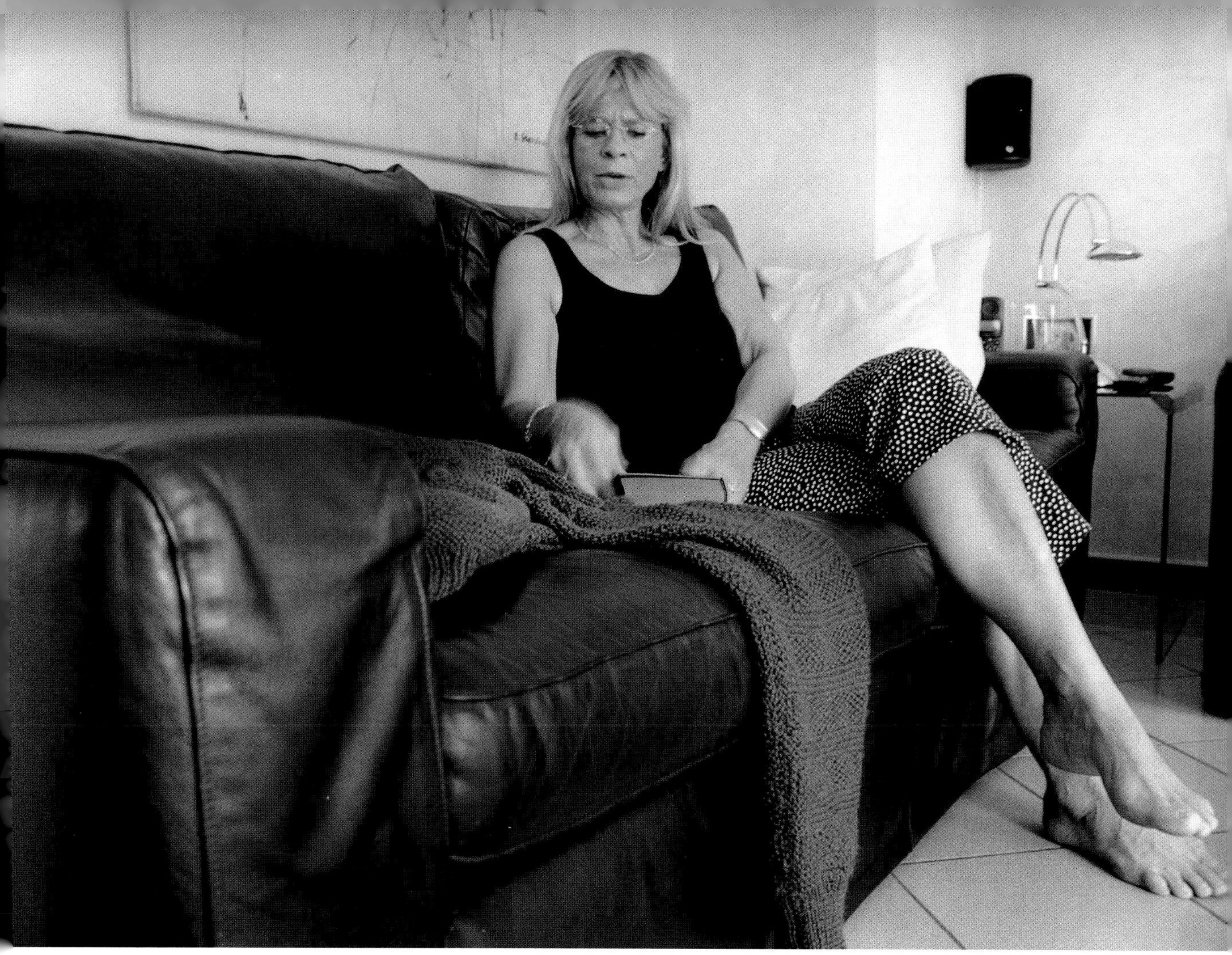

Wolfgang Gosings Strickjacke

leer dabei, so allein. Du musst dich von ihm lösen, sagte ich mir. Du musst dich so lösen, indem du den Ring abziehst. Aber damit bin ich nicht weitergekommen. Ich habe ihn dann wieder angezogen. Und plötzlich fühlte ich mich befreit. In der Zeit ist mir komischerweise alles gelungen, ich habe alles richtig über die Bühne gebracht. Der Ring ist für mich ein Andenken, er gibt mir ein Gefühl der Verbundenheit mit Wolfgang, aber auch eine Anerkennung für mich als Frau.

Wie verarbeitest du deine Trauer?

Wenn ich darüber nachdenke, weiß ich schon, dass Wolfgang nicht mehr da ist, und dass er auch nie mehr wiederkommt. Aber ich beschäftige mich nicht damit. Das ist meine Art, zu verarbeiten. Und so lebe ich jetzt, ich genieße es so. Ich nutze meine Zeit für mich und mit meinen Kindern. Das ist so okay. Diese vergangenen eineinhalb Jahre, die es nun her ist, kommen mir vor wie zwei Monate. Ich denke an Wolfgang, aber ich denke nicht über ihn nach. Er ist in meinem Herzen, aber ich darf nicht über meine Gefühle zu ihm nachdenken. Das tut weh. Dann kommt auch wieder dieser Verlustschmerz hoch. Dieses Beklemmtsein im Magen. Ich könnte schreien, ich will ihn zurück!

Bist du wütend auf Wolfgang?

Vielleicht hätte ich ihn hassen können, aber wütend war ich nie auf ihn. Doch – einmal habe ich ganz laut geschrien. Das heißt, ich habe versucht, zu schreien. Es war eine regelrechte Katastrophe! Da kam nur ein Krächzen heraus. Du bist so gemein!, habe ich gesagt. Und plötzlich konnte ich schreien: Wie kannst du das nur machen! Komischerweise ging es mir danach auch besser. Und dann habe ich mich bei ihm entschuldigt: Wolfgang, sei mir bitte nicht böse. Du kennst mich ja. Aber ich musste das tun, damit es mir besser geht.

Hilft dir Weinen?

Ich weine nicht mehr so viel. Ich habe auch nur nachts geweint, oder wenn ich allein war. Am Tag habe ich es vermieden und meine Tränen versteckt.

Und wie geht es dir jetzt, wenn du davon erzählst?

Gut, wenn ich darüber rede, merke ich schon, dass ich mich zusammennehme. Aber ich sage mir auch, Weinen hilft mir nichts.

Warum meinst du das?

Im Endeffekt hat es mir nicht geholfen. Meistens habe ich die Nacht durchgeweint, habe nicht geschlafen und sah am nächsten Morgen vor der Arbeit grausig aus. Manchmal hilft Weinen gegen den Kloß im Hals. Irgendwann stand ich vorm Spiegel, habe geweint und geschrien: Guck doch mal, wie hässlich du aussiehst. Ich habe versucht, mich selbst hässlich zu machen, böse zu sein. Ich war wütend. Ich möchte so gerne verstehen, wie er sich derart verändern konnte.

Heilt die Zeit?

Es stimmt wirklich: Die Zeit heilt Wunden. Ich behalte Wolfgang so zurück, wie er eigentlich war: diesen Menschen, diese glückliche Zeit.

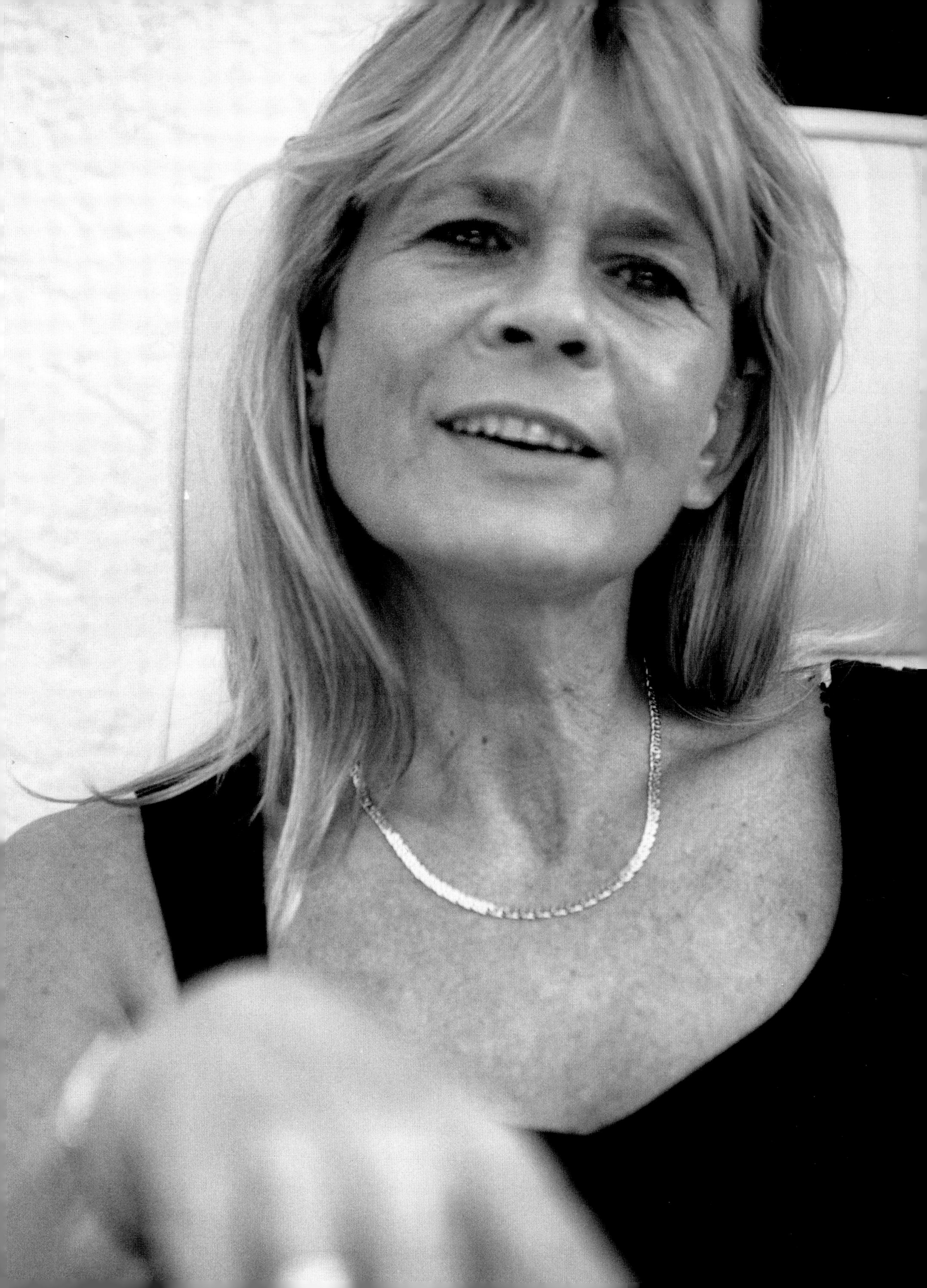

»Aus Liebe wird Mut gemacht«

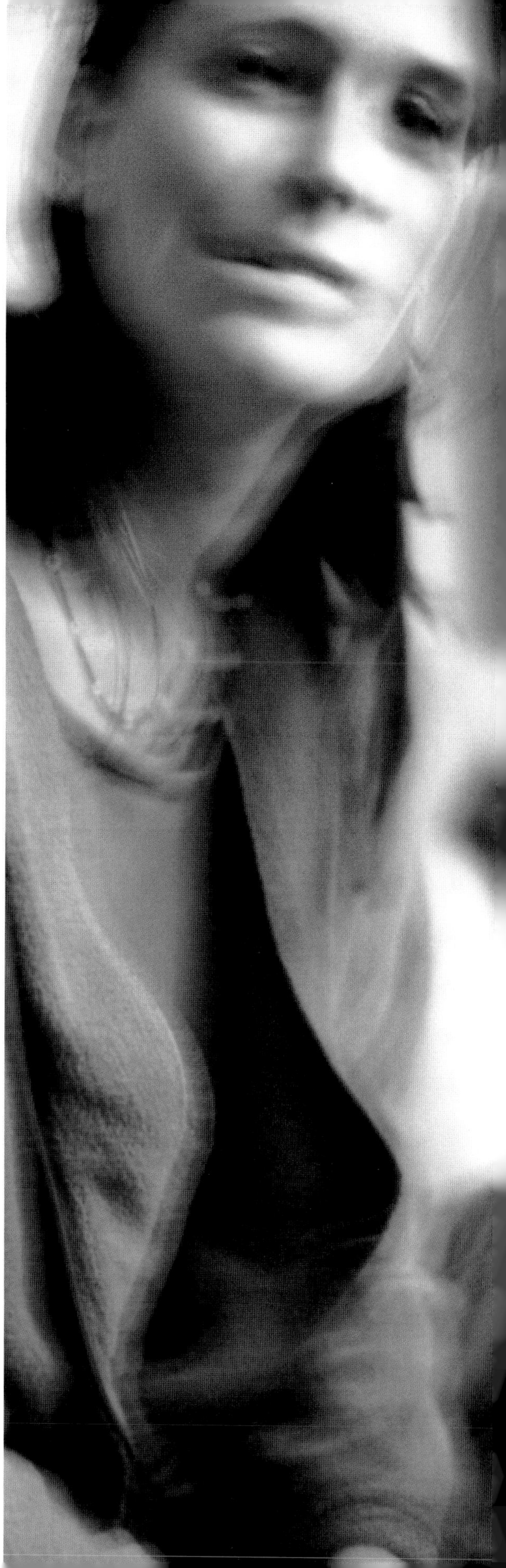

Kerstin Sieverdingbeck, 32, und ich sitzen auf der überdachten Terrasse hinter ihrem Haus. Von hier aus blickt man in den Garten hinunter, der von mannshohen Hecken und dicht gesetzten Büschen umstanden ist. In der Mitte steht eine frisch einbetonierte rote Schaukel. Manchmal stellt sich Kerstin Sieverdingbeck vor, wie es wäre, wenn sie hier zu dritt säßen. Diese Vorstellung tut ihr nicht weh. Sie meint, das liege sicher auch daran, dass sie trotz des Verlustes ihr Leben genieße. Sie gehört nicht zu den Menschen, die immer nur das Negative sehen. Selbstmitleid ist ihr zuwider, weil es so ichbezogen ist, und weil doch nicht sie bedauert werden muss, sondern Christoph. Christoph Schunk starb am 17. August 2001 an einem Hirntumor. Obwohl sie beide um die Schwere der Krankheit wussten, entschieden sie sich für die Ehe und für ein Kind. Christoph stand als Kabarettist mit seinem Duo-Kollegen Maximilian Osterritter erfolgreich auf der Bühne und schrieb als Bühnenautor Texte für Kollegen. Seit dem Tod ihres Mannes engagiert sich Kerstin Sieverdingbeck in der Deutschen Hirntumorhilfe, ihr Beitrag, wie sie sagt. Ihre Arbeit als Referentin im Bundesministerium für wirtschaftliche Zusammenarbeit und Entwicklung lässt ihr dafür wenig Zeit, dennoch sieht sie ihre Aufgabe auch in der Hilfe Betroffener.

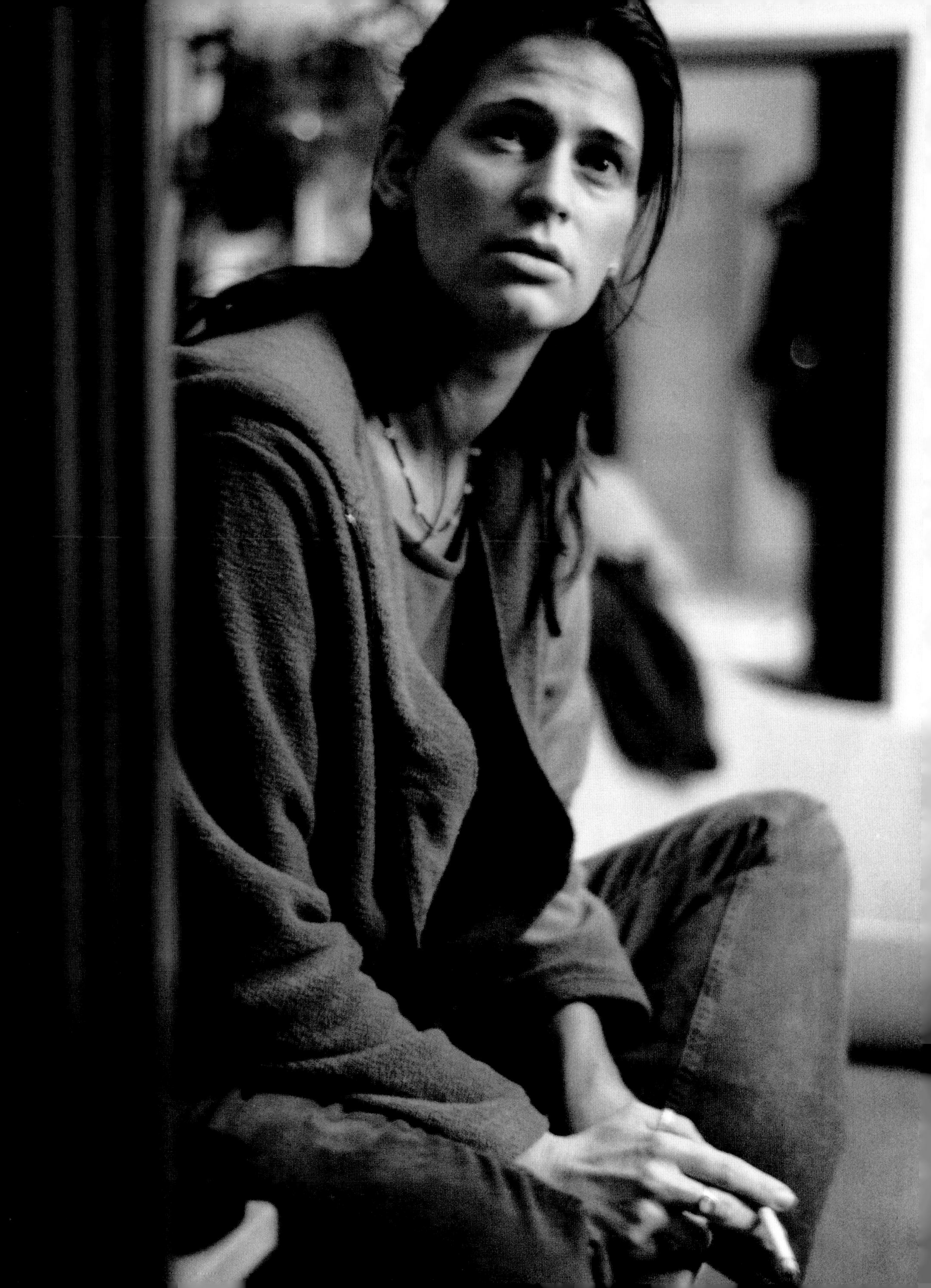

Als ihr geheiratet habt, wusstet ihr über Christophs Krankheit schon Bescheid.

23. Juni 2002

Zuerst glaubten wir, man könnte den Tumor einfach herausoperieren. Er lag aber sehr blöd. Wir beschlossen in dieser Zeit, uns durch Christophs Krankheit nicht von irgendwelchen Vorhaben abhalten zu lassen – im Gegenteil. Ich habe Christoph überrumpelt: Wenn Du mich jetzt fragst, sage ich ja. Und Kinder? Wenn der Tumor therapierbar ist, freuen wir uns, wenn wir welche haben. Und wenn nicht, dann freue ich mich auch, dass ich welche von dir habe. So haben wir zur Überraschung der Familie innerhalb von vier Wochen geheiratet.

Wie habt ihr gemeinsam diese Zeit erlebt?

Christoph war ein sehr guter Verdränger. Er hat immer gedacht, er schafft das irgendwie. Sogar noch ein paar Tage vor seinem Tod. Er wollte niemanden beunruhigen, was für mich sehr schwierig war. Ich versuchte, Probleme durch Reden zu bewältigen und so mit der Situation umzugehen, was mir aber nicht immer gelang. Vielleicht ist das der prinzipielle Unterschied zwischen Männern und Frauen. Es ist sehr schwierig, wenn man sich aus Respekt vor dem anderen zurückhält.

Christoph ist zu Hause gestorben. Du hast ihn über fünf Monate gepflegt. Kann man auf den Tod vorbereitet sein?

Ich konnte das schon. Mein Mann ist nicht gegen einen Baum gefahren. Ich war vorbereitet. Durch den langen Krankheitsverlauf ist das eine völlig andere Situation. Ich hatte schon vorher viel Trauerarbeit geleistet und konnte viele Erinnerungen bewusst sammeln. Andere, die ihren Partner ganz plötzlich verlieren, haben gar nicht die Möglichkeit dazu. Und dadurch gehen sie sicher auch anders damit um. So unterschiedlich wir beide auch waren, die Krankheit hat sicherlich dazu geführt, uns als Paar zusammenzuschweißen. Die Krankheit hat uns den Wert eines Menschen ganz deutlich vor Augen geführt. Wir haben diese Zeit sehr bewusst erlebt und Erinnerungen wie Schätze aufbewahrt. Wenn wir etwas Schönes erlebten, wusste ich, dass ich mich an diesen Moment immer erinnern möchte.

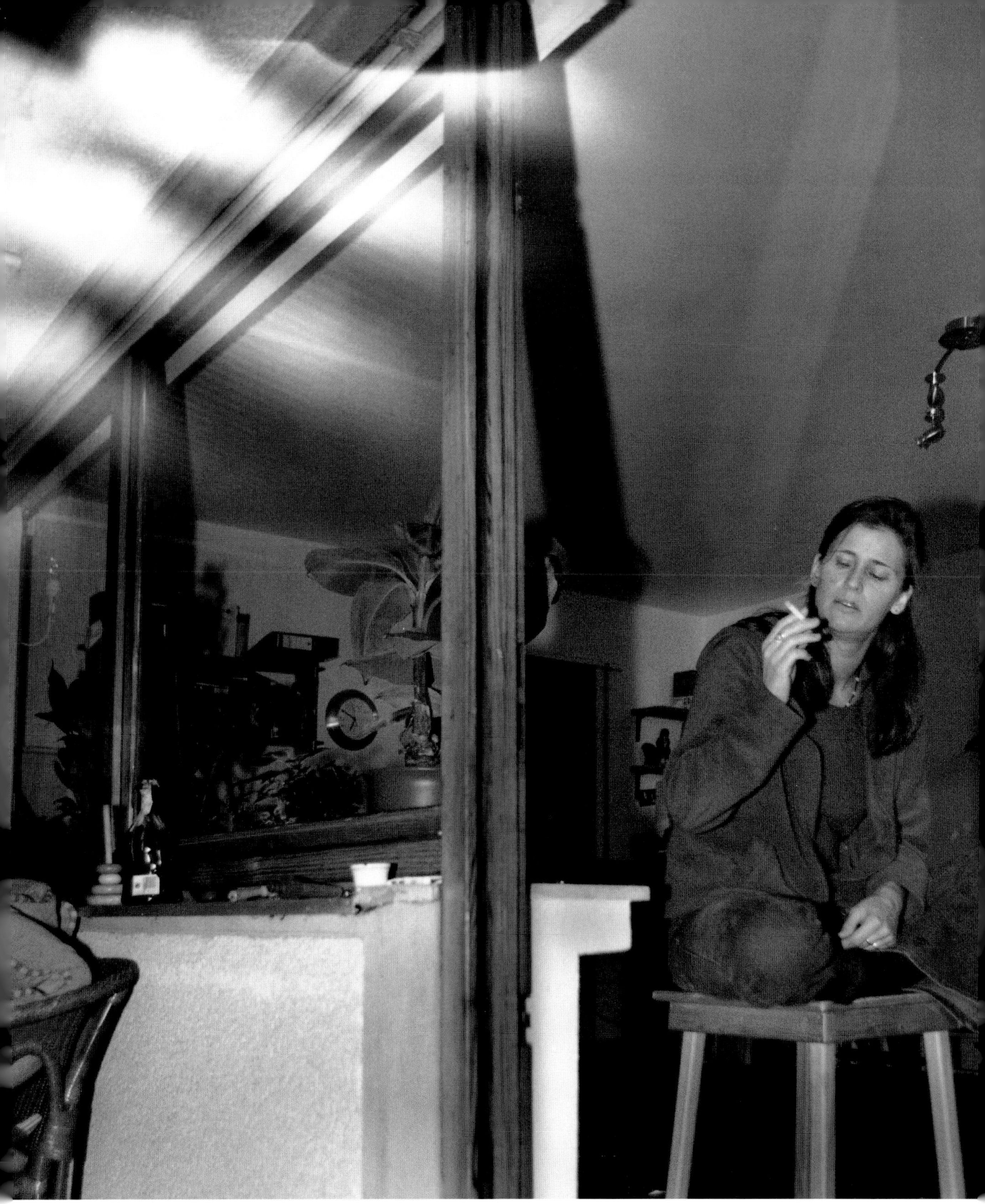

Wie erlebst du dich im Moment?

Ich bin noch am Leben – wieso sollte ich mich also beschweren? Ich sehe noch die Sonne, ich höre noch, wie der Wind durch die Bäume rauscht. Das ist ein Riesenglück! Ich wäre jetzt nicht gern an Christophs Stelle. Ich sage natürlich auch nicht, dass ich froh bin, dass es ihn getroffen hat und nicht mich. Ich hätte ihm gern die Hälfte meiner mir zugemessenen Zeit geschenkt. Aber wenn es so ist, wie es ist, finde ich, dass man Menschen, die jemanden verloren haben, immer wieder sagen muss: Es ist ein Geschenk, weiterleben zu dürfen. Ich stelle mir schon manchmal vor, wie es wäre, wenn wir hier zu dritt im Garten säßen und Spaß hätten. Dann stelle ich fest, dass dies eine Vorstellung ist, die mir nicht wehtut oder schlimm ist. Ich empfinde das als schöne Vorstellung.

Wie begegnet dir dein Freundeskreis?

Ich habe tolle Freunde, eine Familie, die mich auffängt. Es gibt so viele Sachen, die schön sind. Alle bringen mir irgendwo das Vertrauen entgegen, dass ich das schaffe. Ich schaffe es auch mit dem Kind. Jeder spürt, dass Marlene zufrieden ist. Andererseits ist es aber auch sehr anstrengend, wenn alle so denken. An manchen Tagen hätte ich gern einfach eine Schulter zum Anlehnen, egal, welche Schulter. Das vermisse ich manchmal schon.

Wie bist du mit Christophs Sachen umgegangen?

Zuerst habe ich unser Bett zersägt. Ich wollte nicht, dass da jemals ein anderer drin liegt. Ich habe die Reste auch nicht auf den Sperrmüll gestellt, sondern so zerkleinert, dass niemand anders je in diesem Bett liegen kann. Den Kleiderschrank habe ich eine Woche nach der Beerdigung ausgeräumt. Ich habe ein Kind, das braucht Platz. Christophs Bühnenjackett passt mir nicht, ich trage es nicht, aber ich habe es hängen lassen. Hosen haben wir zusammen getragen. Alles andere sind Erinnerungen, die mich hemmen würden. Die Vorstellung, immer den Schrank aufzumachen, als sei noch jemand da, das wäre für mich die falsche Art, mich zu erinnern. Christoph war ein sehr informeller Mensch, er hatte nur zwei Anzüge. Der eine von seinem Juraexamen, das er nach zwölf Jahren Pause mal eben gemacht hatte. Der andere war sein Hochzeitsanzug. Ich habe seine Sachen so verteilt, dass die Leute damit eine Erinnerung an Christoph verbinden. Manchmal ist es richtig lustig, Freunde zu sehen, die eines seiner Hemden tragen. So kommen wir immer mal wieder auf Christoph zu sprechen.

Gab es Sachen, von denen du dich nicht trennen konntest?

Oft habe ich gedacht, es macht keinen Sinn, hierhin oder dorthin zu starren und zu denken, dass es doch schön wäre, wenn Christoph noch da wäre. Das empfinde ich für mich als sehr hemmend. Aber es gibt natürlich ganz viele Dinge, die ich gar nicht hergeben möchte, die ich ein Leben lang behalten möchte. Ich versuche, alles, was von Christoph ist, in mein Leben zu integrieren, jedoch diese Dinge nicht auf ein Podest zu stellen. Seine Sonnenbrille zum Beispiel – so eine würde ich mir nicht kaufen, sie gehörte aber ihm. Ich kann sie in mein Leben integrieren, das macht Sinn. Aber irgendwelches Gerümpel aufzubewahren, halte ich für lähmend. Integrieren, ohne einen Altar daraus zu machen. Klar, einen kleinen Altar hat jeder in seinem Herzen. Aber Dinge, die nur herumliegen und für mich keinen Sinn machen, die hebe ich nicht auf. Das würde Christoph auch nicht gefallen.

Redest du von eurer, seiner oder deiner Tochter?

Ich sage schon fast automatisch: meine Tochter. Es ist vielleicht auch besser, dass ich nicht mehr »unsere« Tochter sage, und damit alles so auf Christoph projiziere. Ich kann nicht traurig sein, wenn Marlene vor mir steht und mich anstrahlt. In ihr sehe ich deutlich, wo Christoph weiterlebt. Es gibt für mich keinen direkteren Bezug zu einem Menschen, den man geliebt hat, und der nicht mehr lebt, als durch jemanden, der dessen Ohren hat. Das ist auch eine immense Energiequelle. Seit Christophs Tod muss ich eine Menge arbeiten und erledigen. Durch mein Kind habe ich eine ganz andere Motivation. Und auch meinen Auftrag, der ganz stark mit Christoph zu tun hat: Marlene eine Kindheit zu ermöglichen, in der sie den Verlust des Vaters wohl bedauert und ihn vermisst, aber nicht daran zerbricht. Ich wünsche mir, dass Marlene nicht täglich darunter leidet. Diese Aufgabe macht es für mich etwas leichter, mit der Trauer umzugehen.

Vergleichst du dich mit anderen?

Andere verbringen ihr ganzes Leben zu zweit, bis irgendwann einer von beiden plötzlich und unerwartet stirbt. Wenn ich die Wahl hätte, würde ich sofort mit ihnen tauschen. Natürlich hätte ich auch gern mein ganzes Leben mit Christoph verbracht. Aber das hilft mir im Moment gar nichts. Bei alten Menschen hat der überlebende Partner noch eine Zeit vor sich, die er aber aus rein körperlichen Gründen nicht mehr mit eigenen Zukunftsplänen füllen kann. Ich dagegen habe noch die Möglichkeit, die Zukunft zu planen, kann mir noch eine Zukunft vorstellen. Nicht eine andere Beziehung, darum geht es gar nicht. Mir geht es um eine Zukunft für mich und mein Kind. Um die schönen Dinge, die ich noch machen kann.

Gibt es Dinge, die du im Nachhinein anders machen würdest?

Es gibt nichts, was ich bereue. Nichts, worüber ich nächtelang nachdenken müsste. Natürlich gibt es Kleinigkeiten, bei denen ich vielleicht etwas geduldiger hätte sein können, und manchmal hätte ich sicher noch eine Stunde länger an Christophs Bett sitzen können. Aber im letzten halben Jahr bin ich noch nicht einmal einkaufen gegangen, war vierundzwanzig Stunden für Christoph da. Es gibt nichts, was ich hätte anders machen sollen. Ich bin froh, dass ich alles so gemacht habe, wie ich es für richtig empfand. Wie es für ihn gut war, und gut für uns.

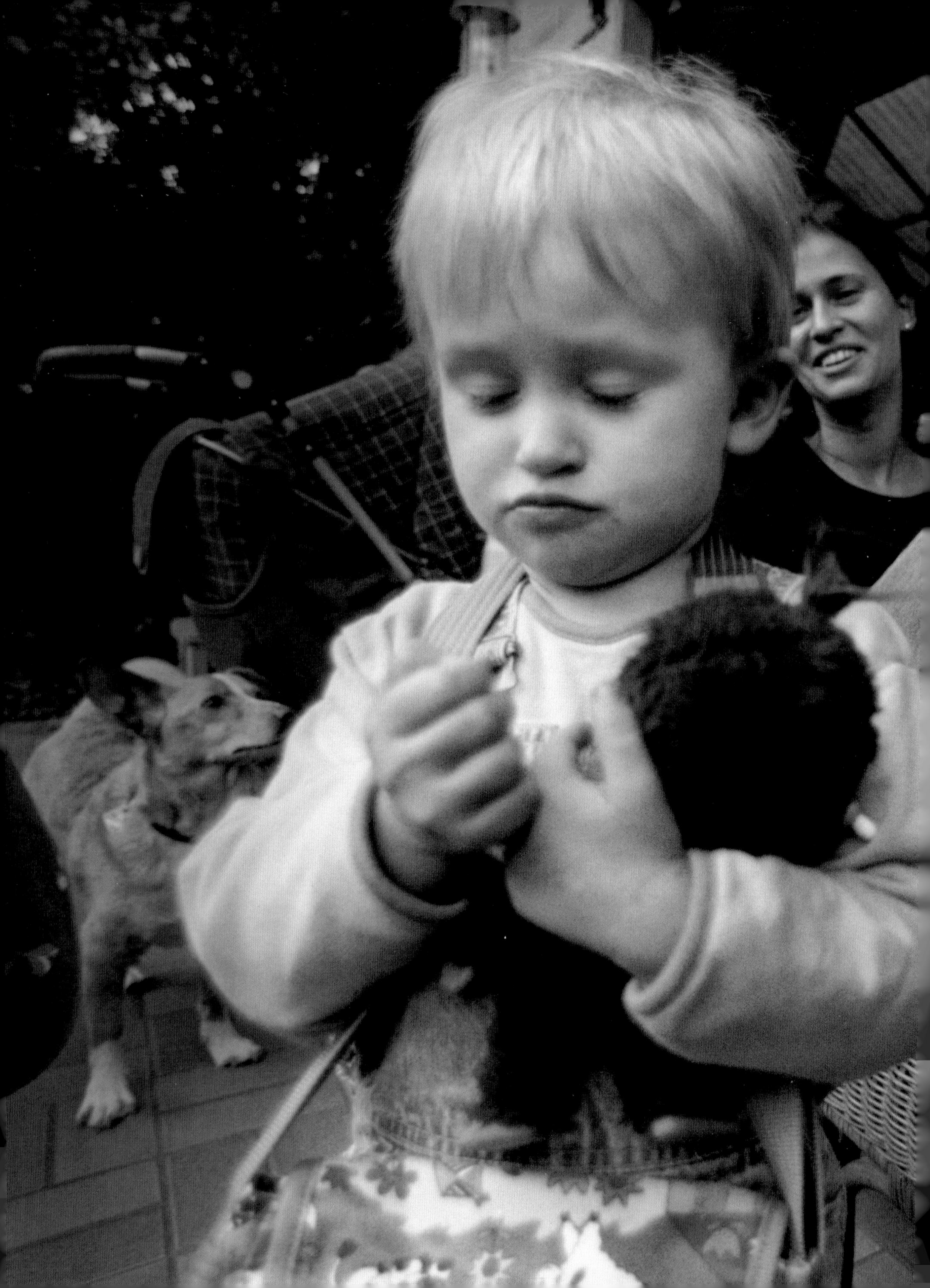

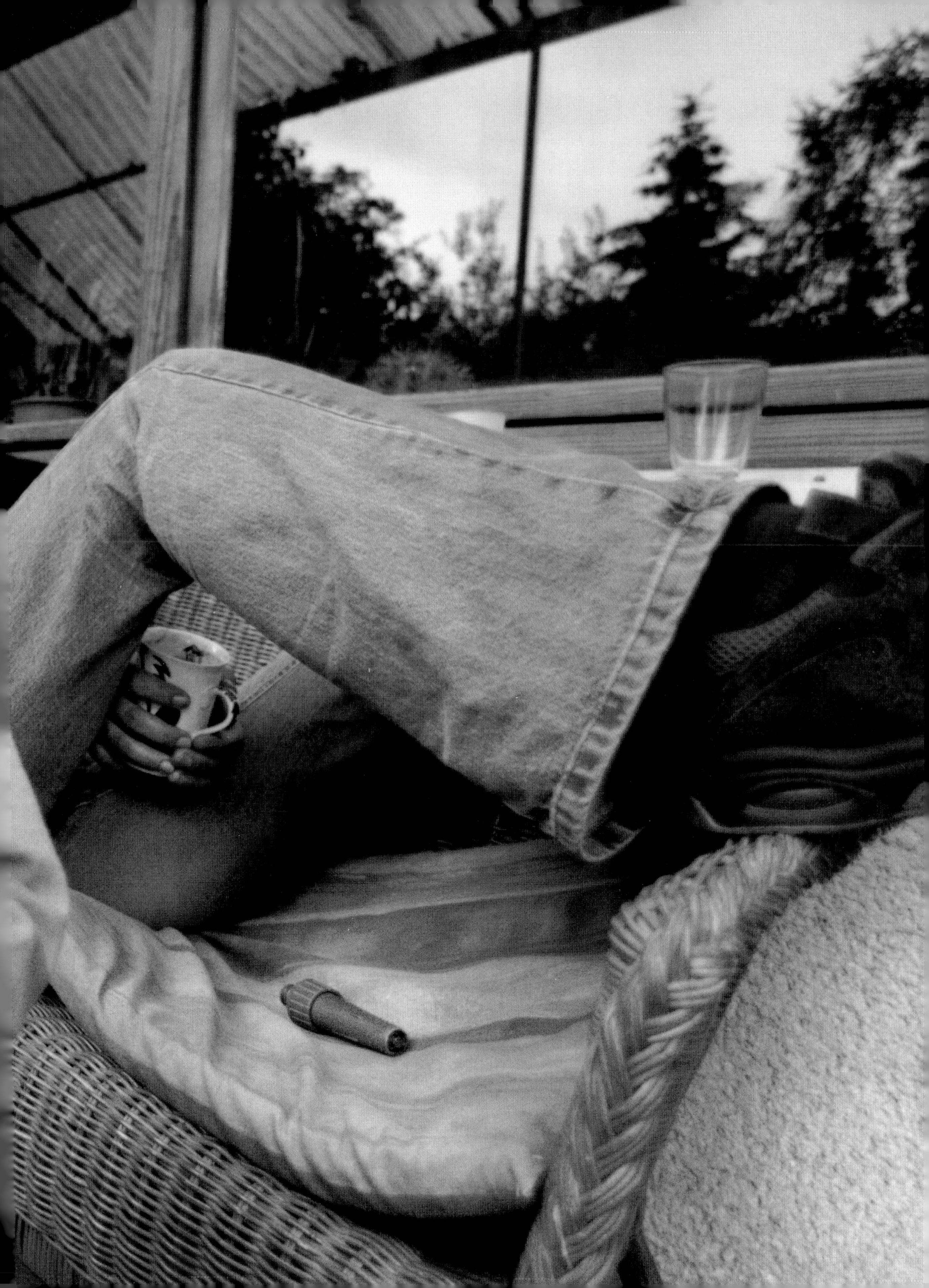

Haben sich in dieser Zeit neue Werte für dich ergeben?

Es gibt ganz viele Dinge, die sich verändert haben. Ich habe Menschen kennen gelernt, die ich sonst nicht kennen gelernt hätte. Ich habe Freunde gefunden, die ich sonst nicht hätte. Ich habe Freunde verloren, die vielleicht nicht die richtigen waren. Das waren nur sehr wenige, aber auch das war eine wichtige Erfahrung. Das sind wohl die Werte. Aber Sinn macht es keinen. Ich kann nicht sagen, dass der Verlust einen Sinn gehabt hat.

Gibt es überhaupt einen Sinn?

Den findet man wohl nur, wenn man religiös ist, dann kann man mit so einem Erklärungsansatz leben. Weil man ja glaubt, irgendwann sieht man sich wieder, und alles wird gut. Wenn dir dieser Rückhalt fehlt, musst du dir eingestehen, dass es im Leben Sachen gibt, die schön sind, und Sachen, die nicht schön sind; Sachen, die Sinn haben oder solche, die keinen Sinn haben. Das ist ein ganz anderes Thema. Lässt sich nicht beantworten. Die Frage stelle ich mir nicht. Was soll Leiden und Tod für einen Sinn haben? Dadurch wird man auch nicht größer oder schöner.

Gibt es für dich ein Weitergeben, ein Festhalten des Partners im eigenen Leben?

Warum soll ich jemanden loslassen, den ich so geliebt habe? Wieso kann ich nicht versuchen, ihn in mein Leben zu integrieren? Das muss mein Leben nicht hemmen. Für mich aber ist dieses Loslassenmüssen Blödsinn. Es macht niemanden glücklich, der nach Christoph kommt, wenn ich mich erst verabschieden muss. Das wird so lange dauern, wahrscheinlich bin ich vorher achtzig Jahre alt. Wenn ich akzeptieren kann, dass mein Mann tot ist, dann muss ich ihn auch nicht loslassen. Es reicht, wenn es eine äußerliche Trennung ist, die brauche ich nicht noch einmal innerlich nachvollziehen.

Christoph ist häufig als Kabarettist aufgetreten, in der »Springmaus« und anderswo. Du warst immer dabei. Wie geht es dir, wenn du jetzt Veranstaltungen besuchst?

Den Platz neben der Technik, da haben wir immer zusammen gesessen, den erobere ich jetzt langsam für mich allein. Seit drei, vier Monaten geht das wieder. Ich bin froh darüber.

Gibt es Eigenarten von Christoph, die du übernommen hast?

Es gibt so Ersatzhandlungen: Fußball, Schalke 04 gehört dazu. Das muss ich zugeben! Im Garten habe ich ein Stück »heiligen« Rasen, Schalke-Rasen, direkt aus dem Stadion. Im Moment ist er noch braun, aber wenn er richtig aufgepäppelt ist, pflanze ich ihn auf das Grab. Und wenn die Nationalelf oder Schalke gewonnen haben, gehe ich auch zum Friedhof und gebe einen kurzen Rapport.

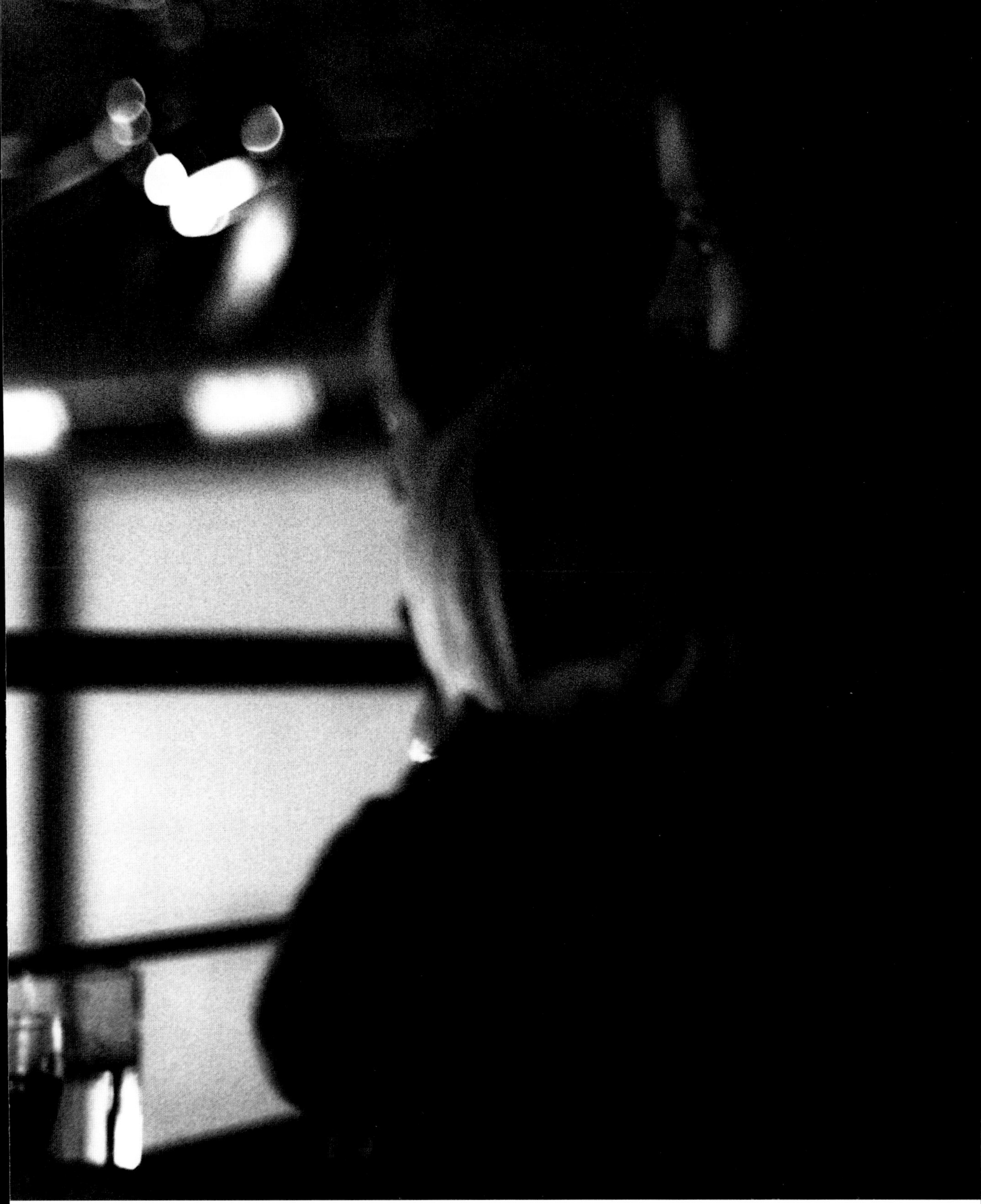

Wie hat dich die Trauer verändert?

Ich bin dadurch ein positiverer Mensch geworden. Das schon. Das hört sich jetzt doof an, ist aber so. Ich war früher ein totaler Pessimist und habe dann diesen Superoptimisten Christoph kennen gelernt. Ich habe jetzt keine Angst mehr. Wovor sollte ich auch Angst haben? Was soll mir jetzt noch passieren? Ich bin durch diese Erfahrung kein besserer Mensch geworden, das wäre eine Illusion. Man bleibt immer man selbst, man wird nicht anders. Aber man legt eine Menge unwichtiger Sachen ab.

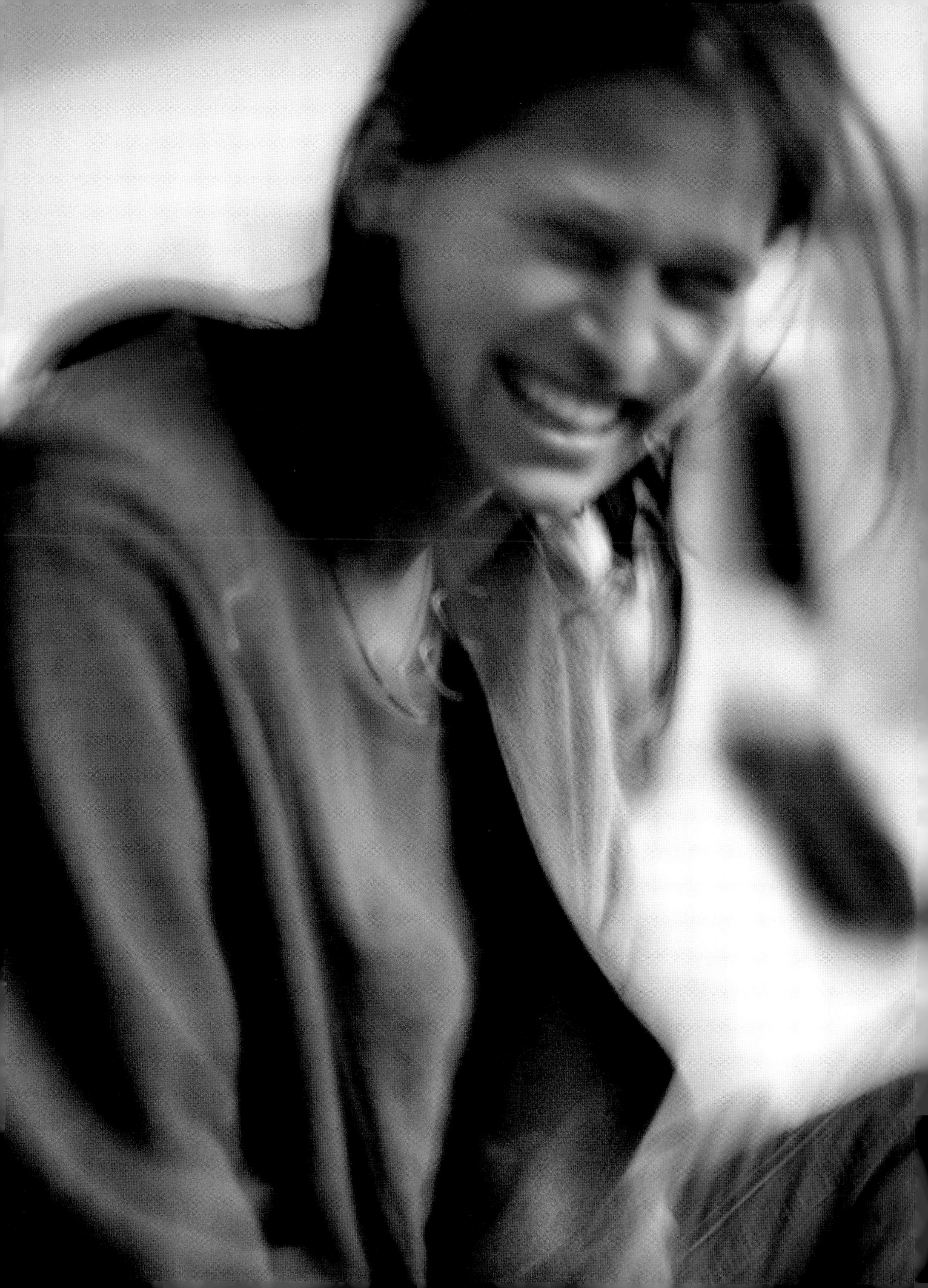

»Erinnerung ist wichtig,
denn gegen das Erinnern ist
selbst der Tod machtlos«

Bibliografische Information Der Deutschen Bibliothek
Die Deutsche Bibliothek verzeichnet diese Publikation
in der Deutschen Nationalbibliografie;
detaillierte bibliografische Daten sind im Internet
über http://dnb.ddb.de abrufbar.

Gestaltung und Satz: Stefanie Roth
Lithographie: Scan4, Barcelona
Druck: Book Print, Barcelona
Printed in Spain
www.gerstenberg-verlag.de
ISBN 3-8067-2547-0